意思表示書

円谷 実

東京図書出版

意思表示書❖目次

新橋駅の改札を出たのは18時を過ぎていた。冬至は過ぎたので日が長くなってきたのは感じるが見上げた空はもう暗かった。半袖のシャツ一枚で手提げカバンを持って額や首の汗を拭いていた時期とは違い今はランドセル（革カバン）を背負っている。今朝、出勤するとき玄関で靴を選んでいると同居している25歳の娘が「体操袋はちゃんと持っているの？」と小学生の頃、母親から言われた通りの口調で茶化してきた。手提げカバンからランドセルに変えて、当たり前だが両手が自由になった。もう手提げカバンにはもどれない。

改札口は会社帰りの若い人たちが足早にすれ違い、携帯を取り出して時間を確認しているとぶつかってしまうほどの人の多さである。私は身長が１８０㎝を超えているが、白髪頭になってしまったので昔と違って「ぼさっとしてるんじゃないよ」と言われそうな殺気を感じる。

45〜46年前、ちょうど私が20歳前後頃は混雑している山手線に乗っても頭一つ出ていて、4〜5m離れた同じ180cm台の人と頭越しに目と目があったりしたが今は違う。見上げるような人が大勢いて特別な存在ではない。しかもいつの頃からか電車に乗るときに頭をぶつけることがなくなった。

日本間の鴨居もそうだと思うが、国鉄の頃から引き継いでいた通勤電車は出入り口の高さが180cmだったはずだ？　自分の身長の急激な伸びを意識していなかった成長期、と言っても17〜18歳の頃だがよく頭を擦っていた記憶がある。頭頂部を擦るだけならよいが、試験中、暗記しなければならない英単語の本を開いて、視線を下に向けて歩いていたりすると（今でいうスマホ歩き）歩道に突き出た店の看板に頭をぶつけて大音響とともに、突然のキラキラ星を見た時が何回かあった。覚えた英単語は空を飛んでいった。当時、女の子から「背の高い人はかっこよくて、何をやっても様になるね」と言われたことがあるが「そうでもないよ」と言うのが精いっぱいだった。

パブロフの犬ではないが条件反射が働くようになり、電車に乗る時や、畳の部屋に入るときは必ず頭を下げてしまうようになってしまった。当時背の高い人に猫背が多かったのはちゃんとした理由があったのだ。

年を取ると何をするにしても次第にわがままになってくる。今まで我慢してきたが我慢できなくなってきたと言った方が正しいかもしれない。どんな仕事をするにしてもストレスはついてくる。気力、体力も衰えてくる中、可能な限りストレスのない生活を送ろうとした時に働き方を変えてみようと思った。

私は医師になってから30年以上、勤務医として働いてきたが、64歳で働き方を変えることにした。働き方を変えたのは外科医を辞めた5年前にもある。今回は常勤医として働くことを辞め、非常勤医として週5日それぞれ別な病院で働くようにしたのだ。水曜日と日曜日だけ休みにして、毎日違う病院で働くバイト生活になったのである。別な見方をすると主治医として患者を診るのを辞めたとも言える。はじめは給与、年金、保険等に関して不安だったが、給与は常勤医と比べてあまりかわりなく、年金は入るし、保険も手続きがめんどくさかったが、まあ、この働き方でよいのかなと思い始めている。

金曜日は横浜にある150床規模の医療療養病院に内科の非常勤医として半年前から勤務し始めた。朝は東京駅始発の電車に座って通勤し、帰りはわざと新橋で降りて東京駅までブラブラ歩くことにしている。横浜駅から東海道線に乗車するとあっという間に新橋駅についてしまう。昔と比べると相当スピードを出しているのではないかと思う。JRの線路の幅は狭軌なのであまりスピードを出して横揺れを感じるとつい心配になってしまい、新幹線と同じ線路の幅にすれば安定するのではと、いつも思うのだが私だけであろうか？

新橋で降りるのは健康のためでもあるが自分でも本当の理由はわからない。何故か歩きたいのである。年を取ると理屈や理由を説明したがるが、はっきりわからない時もある。新橋駅から銀座に向かう街灯が華やかで明るく広い通りへは行かず、高速道路わきの少し暗い脇道を歩くことにしている。自分の歩んできた人生に重なるような感じの道を自然と選ぶのである。

もう四捨五入すると七十になったので体力的な衰えはひしひしと感じ始めている。昔、誰かが言っていた「古い奴だとお思いでしょうが……」と呟きながら、左側に見える店の中を覗くと濃い茶色の窓枠のなかでグラスを持った金髪の外国人女性を店の明かりが照らしている。日本に旅行に来たのだろうか、前に座っている欧米系の男性とおしゃべりしているので後ろ姿しか見えないが肩まですらっと伸びた金髪だ。一瞬ここは日本か？　と疑いたくなるような光景だ。

小学生の頃、海外の有名な画家や彫刻家の展覧会が上野の美術館で開かれると、絵や彫刻をいとこに連れられてよく見に行った。絵を描くと入選し全校生徒の前で表彰状を頂いたこともある。高校生になると、美術の先生から「君は美大を受

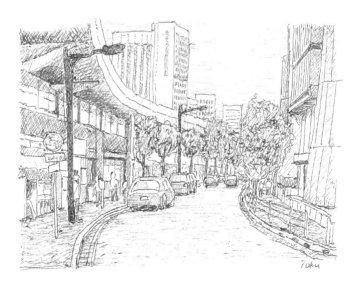

ける気はないのか？」と言われた。絵が好きで、絵描きになりたかった。他のどの授業よりも美術の時間が楽しかった。少し美的感覚にうるさいと自負している私としては視覚的に非常に引き付けられる。もう外はすっかり暗くなっている。店の中はほんのり明るいのだが、黒褐色の窓枠の中の金髪、さらに手に持ったキラッと光るグラスは映える。何だかルノワールの絵を彷彿とさせるような雰囲気がある。

トキワ荘

私は医学部に現役で入った訳ではない。2浪まで医学部を目指して頑張っていたが、不合格になり、もう自分には医学部は無理だと判断した。2歳年下の弟が6歳の時に敗血症で亡くなり、その時から「お医者さんになるんだ」と勉強したが高校生になると成績は下降線をたどった。何かが足りなかった。親父は「お前の好きなように生きればよい」と言っていた。そこで一度医者になることを諦めた。「絵の勉強をしたい」「絵を描きたい」と親父に話したところびっくりしていたが「20歳を過ぎたのだからこれからは自己責任で生きてゆきなさい」と言われた。そして20歳の春、家を出ることにした。

　家を出るのは良いが「どこに行くにしても、どこで働くにしても連絡先は伝えといてくれ」とあっけなく親父から許可が出た。おふくろも「好きなように生きなさい。ただし連絡先だけはしっかり教えてください」と覚悟はしているようであった。二人ともこの子なら言い出しかねないと思っていたのかもしれない。

　仕事は新聞配達をすることに決めていた。朝刊を配れば昼間は学校にも行けるし、自由な時間も持てる。少なくとも夕刊を配る迄、絵を描く時間はあると思ったのだ。また、世の中の人が寝ている時に配達する、そういう仕事も子供のころからあこがれていた。自分の思い通りの生き方ができる反面、失敗したら当然責任転嫁はできない。

　新聞の募集広告でたまたま豊島区の専売所が目にとまった。ちょっと顔を出して窺っていたら所長ではなく、番頭さんが出てきて、「何歳だ？　家はどこ？」等色々聞かれて、最後に「明後日からでも働けるか？」と聞かれた。働く意思を確認されると、トントン拍子に事は進み、「住むところはここにしてくれ」と案内された。廊下を歩くとみしみしと音がするぼろアパートだった。共同の炊事場があり、当然風呂は近くの銭湯しかなかった。同じ専売所に働く若者が3人住んでいた。寝具とかを家から持ってきたかどうか忘れてしまったが、専売所に戻りちょうど夕刊の配達前だったので仲間を紹介され、挨拶してすぐに働きだした。

二階の四畳半の部屋に住むことになったそのアパートは「トキワ荘」という何でも昔、漫画家が集まって暮らしていたアパートだった。掃除のおばさんが「今、章太郎さんが来ていたのよ」と言われたが、章太郎がどういう人かわからなかった。

私は漫画ではなくそこで絵を描いていたのだが、親しくなるにつれて同じ専売所の配達仲間と夜を徹して朝の配達時間が来る迄、熱く語り合ったことも何回かあった。お互いに助け合い人の優しさもありがたみも経験したが、社会の厳しさを十二分に知らされ、今までいかに恵まれた環境で育ってきたかを思い知った。

専売所ではちょっとしたことから配達員どうしが喧嘩になったり、3日働いて出てこなくなった新人もいた。三角形という概念を理解してないが人を丸め込む口達者な奴、内村鑑三全集を読破した若者迄、地方から東京に出てきて働いているほぼ同世代の若者の喜び、悲しみ、希望、苦悩を肌で感じた。

半年過ぎたころだったと思う。夏の暑さがひと段落し朝、晩、涼しさを感じるようになったある日、番頭さんがひょろっとアパートにきて私が描いた絵を見ながら、

「お前将来どうするんだ？」

「このままでいいのか？」と久しぶりに真顔になり聞いてきた。

「こんなところでくすぶっていていいのか？」

番頭さんは調理師の免許もあり、ボクサーとしても戦った経験があり、人生経験豊富な方だった。背は高くないが、げじげじ眉毛でにらまれると怖い存在でみんな一目置いていた。いつも昼食を食べに行く洋食屋のマスターと仲が良く、カウンターでたまに昼食を食べていた。そのマスターはしつけとか挨拶にうるさい方で常連になると、食べ方に注文を付けるような人だった。

育ちが良いとか悪いとか直接的には言わないが、他の新聞配達仲間と比較して「君は雑草のように生きてきた若者ではないな」という言い方をしてカウンターの片隅で二人前の食事をしている私を評価した。

ちょうど1年間働いてきっぱり新聞配達を辞め、また絵を描くのを辞めた。私のことを心配してくれる人生の先輩方の何気ない一言は社会に出て、初めて孤独と闘う私の心に響いた。いつしか自分の気に入った青い絨毯と青と緑のチェックのカーテンで飾られた私のお気に入りの空間となった四畳半の部屋で、何度も言われたことを反芻し声を殺して泣いた。怒りがこみ上げてきたり、悲しみに耐えられなくなると、昼夜構わず自転車に乗って配達区域内を駆け巡った。ひっそりとたたずむ佐伯公園は心を鎮める場所だった。

家に戻ってきて、もう1年この生まれ育った家でお世話になりたいと両親の前で深々と頭を下げた。再び医学部を目指し、1年後に何とか医学部に入ることができたのである。

東京駅

新橋駅から東京駅に向かって歩いていると、欧米系から東南アジア系までいろいろな人種とすれ違う。歩道の中央で立ち止まって話している二、三人の集団を避けるようにして通り過ぎると中国人のようであった。さらに歩いていると同じような集団がいて、また中国人かと思ったら日本語を話していた。東洋人は見分けがつかなくなっている。

今度嫁さんと一緒に入れそうなちょっと洒落た店を物色して歩いていると、腕を組んでちんたら歩いているカップルが前方にいる。雰囲気的には日本人だと思う。黒い帽子に、黒のロングコート、黒い靴を履いた黒ずくめでバッチリ決めた年配の男性と若そうなちゃらちゃらした服をまとった足のきれいな女性だ。この界隈にしか居そうもないカップルを追い越して歩いていると有楽町についてしまった。何故かフランク永井の『有楽町で逢いましょう』を口ずさんでいた。さっきのカップルをみて視神経からの刺激が脳細胞を活性化して古い記憶を呼び覚まし、自然と口ずさんでしまったのかもしれない「あなたと私の合言葉～♪」これが何の関係もないのだが今の私には心地良いのである。

東京国際フォーラムの整然と並んだ木々の中を突っ切り、信号待ちしていると高層ビル群が目に入る。40～50年前とは比べ物にならないくらいビルが高層化している。大きなビルの三角形の空間を通りすぎると東京駅だ。高層ビル群に囲まれライトアップされた３階建てに建て直された東京駅はいい。よくぞ戦争に耐えて残ったと両手を合わせて拝みたい気分になる。レンガ作りの建築物は近代的な建物と対比することで一層引き立ち歴史を感じる。色合いが良く絵のモチーフとして描いてもよいが、写真の被写体として撮るのもよい造形美を感じる。約２キロをきょろきょろしながらまた歌を口ずさみながら、ほぼ同じ道を毎週歩いて（たまに寄り道もするのだが）再び東京駅から中央線の快速電車に乗り家路につく。

ちなみに中央線のホームは少し高くなっている。電車が発車すると山手線、京浜東北線、上野東京ライン等の線路が見え、更に新幹線も見える。中学生の頃、鉄道模型（特にＨＯゲージ）にはまって貨車、コンテナ車両、機関車を少ない小遣いをためて順番に購入した。最終的にリモコンを購入し、機関車を操作し遊んでいた。ペーパーキットの電車を購入し色付けまでして作ったこともある。細部にまでこだわって完成した緑色の電車は山手線の電車になり、その一両を線路に載せて10年近く本棚に飾っていた。お気に入りの模型だった。少し高いところから行きかう電車を見ていると鉄道模型で遊んでいた頃を思い出し、何となく表情筋が弛緩してしまう。

秩父

私が小学生の頃、ドライブを兼ねて親父と一緒に何度か秩父に行ったことがある。古い年代の石や化石を取りに通った道から少し奥まったところにその病院があった。病院の送迎バスから景色を眺めていると「以前来たことがあるかな〜？」とふと思っていたところに道路標識に正丸峠とかいてあったのを見て、子供の頃、強い印象として残っていた思い出が蘇り、確信に変わった。

何故、秩父の山奥だったかはわからないが、親父が庭石を探していたのは間違いなかった。この道を通り、正丸峠を越えて秩父にでる。秩父市街から山に向かい人気のないそんなに広くない山間の河原のそばに車を止めた。子供だった私は「こんなところで親父は何をするのだろう」と少し離れたところで川面に石投げしながら見ていた。

河原をうろついて大きさ、形、色合い等、自分が気に入る石が見つかるまで探し回っていた。気に入った石は一人で持てるぎりぎりの重さの大きな石だ。それを両手で持ち上げると、蟹のように横歩きで運び、無言で車のトランクや後部座席に積め込んでいた。何となく近寄りがたかった。

秩父の同じ場所に行くのではなく、ある時は貝の化石を探し、ある時は鉱石を採取し、採取と言うよりガソリンスタンドに飾ってあった黄銅鉱を私が物珍しそうに見ていたのだが、親父がガソリンスタンドの店員と交渉して、当時100円で買ってしまっただけである。キラキラ輝く黄銅鉱の中央に黒い石英と思うが結晶があり、おそらく店員も気に入っていたと思う。はじめは迷惑そうだったが、一方で、まあしょうがないか、という感じで親父の強引さに負けてしまった。正直に言うと私は「やったー」と言う感じで嬉しかった。山手線の電車と黄銅鉱は私の宝物としてその後本棚に陳列されたのである。

秩父へ行くたびに場所が変わっていたのは、いずれダムができるので水没してしまい親父が求めている石が取れなくなってしまうからだと後で聞いたことがある。

私も親父の真似をして石の形が面白かったり、変わった色や透明で綺麗な石を見つけると持って帰った記憶がある。今、振り返ると国立公園内の石を持って帰ってよかったのだろうかと思う。

当時、罪の意識は全くなかった。猫の額ほどの庭に植えてある五葉松と庭石を見ながら、「まあ時効だからよいことにするか」と思う一方、「あの時のぶつは返したほうが良いよ」ともう一人の私が呟くと不安になる。主犯格の親父はもう亡くなっている。共犯者の私が事情聴取されることになる。60年以上生きてくると、数々の罪を背負っているので静かな物思いに耽る時間を過ごしていると突然不安になる時がある。元々、性格的に不安神経症的な要素があるので、何かの拍子にフラッシュバックして不安に駆られるのである。簡単に言うと気が小さいのである。せめてこれからは正直に生きようと思うので過去の罪というか過ちは許してほしい。

その何度もぶつを運んだ道からは木々に邪魔されて直接病院は見えないが、現在は時代が変わり老人病院から医療療養病院になっていた。まさかその病院に半世紀を過ぎて、しかも医師として勤めるとは夢にも思っていなかった。

医療療養病院

救急車を受け入れるような病院（急性期病院）というと普通の人は搬送された患者をすぐに検査して、診断し治療すると思う。当然、患者は元気になって退院する。ただし入院した人が全て元気になって退院できるわけではない。不幸にも亡くなってしまう人もいれば、自宅に戻れない人も、社会復帰できない人もいる。

医療療養病院に入院してくる患者は、一命は取り留めたが急性期病院でしっかりと診断を受けて、「これ以上の治療は無理です。回復の見込みはほとんどないと思ってください」と先生から宣告されて転院してくる。脳出血や脳梗塞で体が不自由になり、リハビリをしたが自分自身の力で生活できない方や、リハビリをしても回復が期待できない方である。

または認知症が進み食べることも理解できなくなり、諸事情から自宅で見守ることが困難になった人が老健（介護老人保健施設）から転院してくることもある。

重度の心不全、慢性閉塞性動脈硬化症や変形性腰椎症等いろいろな病気をかかえた老人で、歩行もままならない、場合によっては家族もいない、そういう人が老人ホームも無理、老健施設も断られ、ちょっとした医療行為が必要なので入院する病院である。

簡単に言うと現状を見守り必要最低限の治療をするところである。急性期病院でもうこれ以上治らないと言われて入院しているので、当然元気になって退院することはほとんどない。まれに自宅に戻れる人もいるが退院するときは葬儀屋を呼ぶときである。

急性期病院に勤めていたころ、ハンセン氏病の療養施設に入ったことがある。腎機能が悪化して透析が必要になる患者がいるのでシャントを作ってくれと園長先生から言われ、シャント造設術を行った。局所麻酔で行う手術だ。

今思うと園の中に外科医がいたのにどうして

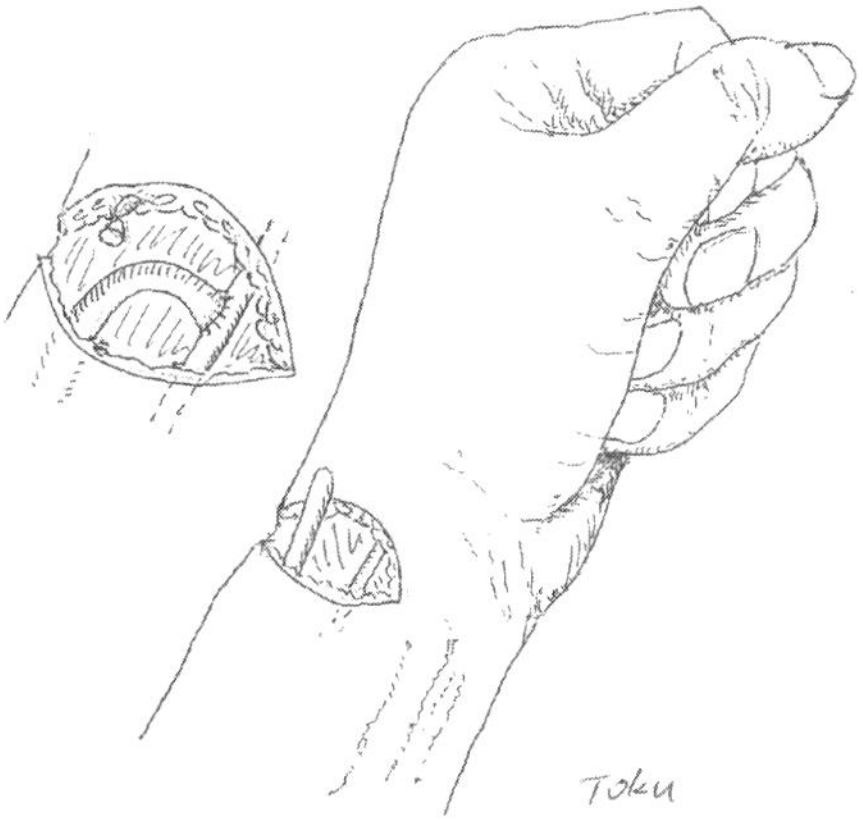

シャント造設術

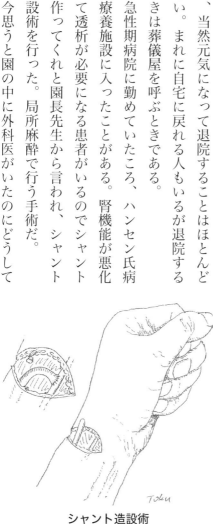

私が呼ばれたのか覚えていないが、手術が無事終わりその後園長室に呼ばれた。園長先生と小一時間ほど話したことがある。ハンセン氏病や施設に関してほとんど何も知らない私にハンセン氏病の治療、施設の歴史、政治家の小泉さんの決断で大きく変わっていった入園者と家族の関係等を詳しく説明してくれた。

そのときも「昔はこの園に入るときは元気に歩いて入園されるが、出るときは位牌になって出ていきます」

「この園の中には、雑貨店や映画館もあるし教会、神社もある」と聞いた覚えがあり、一つのコミュニティだと話されていた。30年以上医師として働いてきたが、禁忌だった薬が飲み方次第で治療薬になり、新薬もどんどん出てきて名前が覚えられない。時代とともに医学も進歩し、わからなかった病態も解明され、治らなかった病気も治るようになった。タクシーを呼んで頂き、園を出るとき思わず振り返って、遠ざかって行く立派な門をしばらくの間見送った。その後、園長が変わっても何回か呼ばれたのだが、今思うとどうして私のことを知り、何故私が呼ばれたのかわからない。

一般的に言えると思うのだが、医者は、入院している患者を治療する。そして治療が思うようにいかず難渋するケースもある。難渋すればするほど治療行為に対する不安と時には無力感を覚える。しかし最終的に元気になった患者が「先生、ありがとうございました」などと言って退院していくと、それまでの苦労も吹き飛び「よし、これからもがんばるぞー」と大声をだしたい気分になる。しかし葬儀屋を呼んで頭を深々と下げて見送ることが続くとちょっと気持ちが萎えてしまう。

大学病院と違い最先端の医療をこの医療療養病院で学ぶわけではない。当然医療機器も中古でCTなどは一世代も二世代も前の骨董品である。放射線技師に「冠動脈（心臓を栄養する血管）の3D画像を再構築してよ」と当たり前のように言うと「先生、うちのCTでは無理ですよ」と言われてしまう。さらに普通の病院では診断するために、レントゲンや採血、採尿の検査をして、医師が診断の根拠となる画像やデータを確認し治療方針を決める。そのレントゲンや採血等の検査は医療費として請求できるのだが、医療療養病院では請求できない仕組みになっている。だから検査をするほど病院の持ち出し金が増えることになる。そこで当然検査を控えるようになる。

しかも肺炎や尿路感染症等を治療しても、そもそも入院となった元の病気である脳梗塞や脳出血から来た麻痺や意識障害等は治せない。結果が見えていると言うか見えないと言うか、どこまで治療してよいかわからず迷ってしまう時がある。

完全房室ブロック

どこまで治療を行うかという点では平均寿命を超えた高齢者の治療は難しい。老健を併設している急性期病院に勤務していたとき、施設長から「先生、ちょっと来てくれない」「心電図を読んでくれ」という依頼があった。私は胸部外科に入局したが研修先の一つに循環器内科を選んだ。循環器内科の先生とも親しくなったので心電図がわからない時は気軽に教室に足を運んで聞き回っていた。その経験から心電図の判読、それに対する治療は心得ていた。以前頻拍発作で呼ばれたことがあったので「またかよ」と思いながら渡り廊下で繋がった施設に行ってみると、完全房室ブロックという、頻拍発作とは逆の、脈が極端にゆっくりになってしまう病気だった。

普通の人の脈は、安静時にだいたい1分間に50～90回脈打つのが正常だが、その病気になるといきなり1分間に30回台まで落ち込んでしまう。施設長に「ペースメーカーの植え込み術の適応があるので循環器科を標榜する病院に紹介状を書きます」と伝え搬送した老人がいた。

80歳を過ぎ90歳に手の届きそうな元気な男性だったが、いくつかの診断名の中に認知症という診断があった。普通に喋っているようだが人の話は理解できず、こちらの指示に従ってくれないので胸を聴診するのも大変だった。

「診察させてください」と言って胸をはだけようとすると「何するんだお前は」とすごい形相になる。

「先生よ」「ほら」と看護師がなだめてようやく聴診できるのだ。勝手によその部屋に入って他人のベッドに寝てしまうような方だった。自分の意思表示ができないし理解力がないので「手術承諾

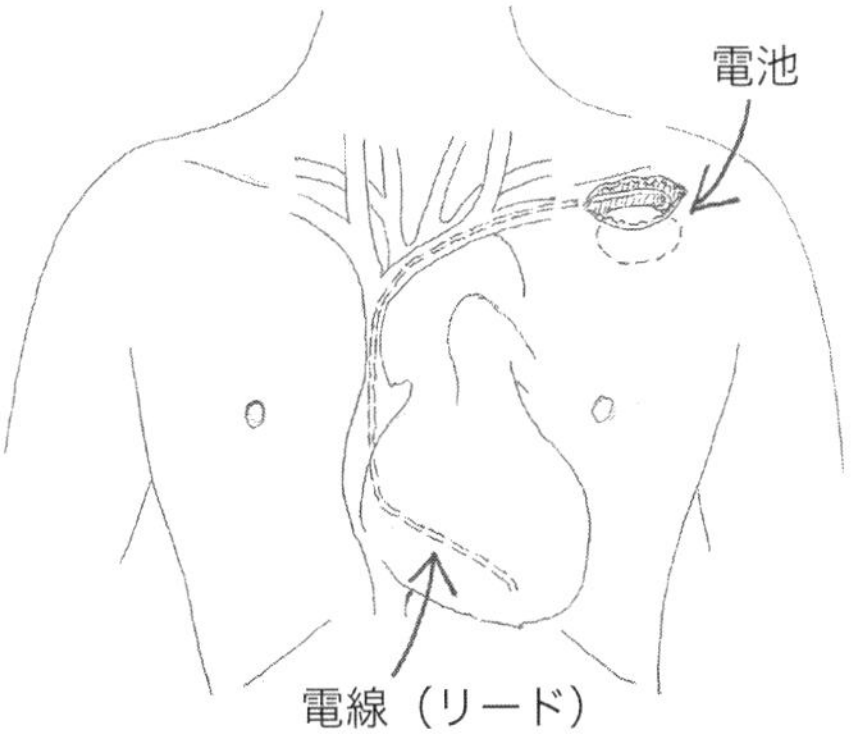

ペースメーカー植え込み術

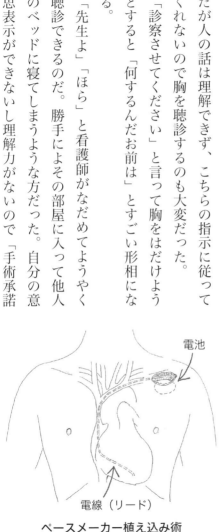

書にサインできるかな？」と少し不安になったが、まあ家族が同意すれば手術はできるだろうと思っていた。

ところが専門医の先生は、脈が30～40台だが心不全もなく、それなりに意識もはっきりしていたので、突然死はあり得るかもしれないが「何もせず」という方針になり送り返された。送られてきた診療情報提供書を読むと、「この病気の治療法は先生のご指摘の通りペースメーカー植え込み術が一番適切かと思われるが、本人の状態や周術期の危険性等を家族に十分話した結果、ペースメーカー植え込み術はしないで経過観察することになりました」という文面が綴られていた。最後に「家族も同意しております」と書かれていた。

一方、突然意識レベルが低下し、血圧は高いが脈が少なくなったと看護師から報告を受けた92歳の女性がいた。いつもは元気でシャキシャキしたおばあちゃんだが、少し手が不自由で食事は介助が必要であった。老健に入所している方は確かにいろいろ病気を抱えた老人が多く10種類以上の薬を服用している人もいるが、ほぼ落ち着いているので、歩ける方も多く、また喋れる人も多い。病院の感覚で診察に行くと、リハビリ中だったり、入浴中、作業中で部屋のベッドにいないことが多く、なかなか診察ができなかった。

家族が駆けつけると、いつもは車いすに座って出迎える母親が、目を閉じてベッドに横たわっている姿を見て、いつもと違うと感じたのであろう。私と同い年ぐらいの娘さんが「もう寿命かしら」とぼそっとささやいた。呼び掛けても「ぼー」っとしていた時が今までに何回かあったらしいが、少し時間がたつと普通に喋りだしていた。しかし今回は呼び掛けても反応が鈍いままだ。顔を母親に近づけて「もう十分生きたね、おばあちゃん」と言って当初、諦めた感じだった。

施設長はどちらかと言うと意識が鈍くなっているので頭の病気ではないかと疑っていたが、私は徐脈からくる血流障害と判断した。

「脳神経じゃなく循環器に送るのか？」

「お前に任すから分かりやすく家族に説明してくれ」と頼まれた。

年齢を考慮すると寿命が迫っているのは間違いないが「完全房室ブロックと言う病気でペースメーカーを植え込むと元気になる可能性があります」

「意識がいつもと違うのはおそらく脳梗塞や脳出血とか頭の問題ではないと思います」

さらに「ペースメーカー植え込み術は局所麻酔で行うので本人にもそれほど負担にならないはずです」と伝えた。

娘さんは「元気になるんだったら」とすぐに循環器科に転送した。そこでペースメーカー植え込み術を翌日行った。数日後に元気に戻ってきた本人は以前と同じ、口の達者なおばあちゃんだった。娘さんに話を聞くと循環器科に行ったら、

「すぐに足の付け根から電線を入れました」

「そしたらいつものおばあちゃんに戻り元気に喋りだしました」

「それで『ペースメーカー植え込み術をしてください』と先生にお願いしたのです」

と答えた。

「先生は合併症もいろいろ説明されました。私には医学用語はわかりません」

「確か秋の花の名前を言われ、大変なことになる場合もあると言われましたが、治していただければ良かったので私は信じていました」

「ダメならダメで私は覚悟していました」

「でも治療してよかったです」と感謝された。

はて？　秋の花って何だろうと考えた。一緒に娘さんの話を聞いていた看護師長に
「秋の花ってなにかなー」と聞くと、「菊ですか？」

「私はなでしこが好きですけど」

「いや師長さんの好みではなく……」

別に治療がうまくいったので良かったのだが、合併症を先に考えた時に、たぶん気胸=キキョウ=桔梗のことだろうと思った。あの娘さんに気胸、血胸、動脈の誤穿刺等の合併症のことを確認したかったが、機関銃のような返事が返ってきて話が止まらなくなるのでそのままにしておいた。

その後施設に戻り2年間は元気に入所されていた。老健を併設している急性期病院を辞めてしまったので、その後の経過はわからない。同じ病名でも本人、家族の理解が得られるか？　患者と医者の信頼関係があり医師の指示通り患者がじっとしていてくれるか？　治療効果が得られるか？　等で治療できるかどうかが変わるのである。

医療療養病院に入院されている方は、老健に入所されている老人と比べるとさらに重症度が増し、意識のレベルも低下したり、ＡＤＬ（日常生活活動）が低下している方が多い。回復の見込みがほとんどない方に対しては、入院するときに急変しても心肺蘇生はしませんと言うＤＮＲ（do not resuscitation）を確認するのが一般的である（今は、蘇生の可能性が低いため心肺蘇生を試みない。ＤＮＡＲと言う場合もある）。

主病変に対して治療を行うことで劇的に病態が改善し、喋れるようになったり、歩けるようにはならないので、

「具合が悪くなったら諦めてくださいね」

「この病院は専門性のある病院ではないですよ」

と同意を求めた上で入院しているのである。

そこで困るのが医療療養病院に入院している時に、完全房室ブロックになった場合である。当然家族に病気の説明をするが、十分理解されている家族もいて、前医で、

「『脳梗塞からくる意識障害は治らない』と言われてます」

「ペースメーカー植え込み術をしたから歩けるようになったり、意識が回復するわけ

ではありませんから」

もうこれ以上の医療行為は結構です。そういう人もいれば、きっと元気になると信じている人もいる。意識レベルが元々低下している人でも、いつまでも生きていてほしいし、病気が増えても可能性を信じて治療してほしい、と訴える家族もいる。「死」と言うものを受け入れたくないのかもしれない。

病気に対する医者の認識と、患者並びに家族の認識にずれが生じる時がある。医療療養病院に勤務する医者は私も含めて第一線から離れ、一仕事終えた老いた医者が勤めるところと言っても良いかもしれない。若い野心？　を持ったバリバリの医者は何か理由がないとこういう病院には勤務されない。

医療区分

院長は私より2歳若い東京の私立医大を卒業された先生だった。卒業されてから皮膚科の医局に入局したがどうも教授とそりが合わず5年程で医局を飛び出されたそうで、その後どんな経緯でこの医療療養病院に勤務されたのか詳しく聞いていない。もう勤務されて10年近くなるので病院自体はしっかり院長カラーに染まっているようで、院長の一声で動く感じである。理事長にもお会いしたが、どちらかと言うと院長がこの病院の主導権を握っているように見えた。

私が急性期病院を辞めることになり、まだどこに就職するか迷ってここに面談に来た時、気さくに自分の経歴を話されていた。裏がなさそうな感じが気に入った。いざ就職してこの病院の心得と言うか、内科医としてどんな仕事をするかを大雑把に教えていただいた。

急性期病院と違って、使える抗生物質は限られているし、医療療養病院なので検査し過ぎないようアドバイスを受けた。入職した当時はそういわれても急性期病院と医療療養病院の違いが実感できず、つい採血やレントゲンの指示を出してしまい、使用したい抗生剤がないとぼやいていた。

だいたい入院している患者の医療区分ってなんだ？　医療区分1と3では保険請求するときにかなり差がある。医療区分3に区分される患者は保険点数が高く、収益が上がるので入院させるなら当然医療区分3の患者を病院としては入院させる。

急性期病院では、肺の病気だと呼吸器科で、心臓の病気だと循環器科で治療するが、医療療養病院では専門の科はない。入院している高齢者はいろいろな疾患を抱えている。ある患者は10以上の病名が入院時にあった。骨折等の既往歴を含めると15以上の診断名がある患者もいる。そういう患者を受け入れて、必要最低限の治療、可能な限りの治療を行っているのである。患者の重症度、医療行為の必要性、管理の大変さ等を考慮し医療区分で分けているのである。

大雑把な見方をすると、老健に入所してもいいくらいの病状が軽く元気な方は医療区分1で、病院としては点数が低いので入院はあまり勧めない。精神的、身体的なところを考慮すると状態が落ち着いていれば、より人間的な時間を過ごせる老健への入所が良いと思う。医療区分2はパーキンソン病とか神経難病の方で、看護師、介護士から見ると区分1と比較してちょっと手間がかかる患者といえる。糖尿病があって、インスリンを打ち血糖測定が必要な人も区分2に入る。医療区分3は重症で医療行為が必要な患者である。たとえば全身状態が悪くなり、常時心電図モニターで監視したり、バイタル（バイタルサイン：血圧、脈、体温等）を数時間おきにチェックする必要が生じた患者である。

肺気腫や肺がんの術後等で、常時酸素の投与が必要とする人は区分3（現在は酸素の投与だけだと区分2）だが、酸素を投与するとベッドの横に座ることもできる場合があるので一見重症感がない。嚥下障害があり口から食事が取れない患者や、消化管が何らかの理由で利用できない人は一日に必要な栄養を直接血管内に点滴する必要があり、中心静脈カテーテルを使って管理されている。中心静脈栄養を行っている患者は区分3である。国が全て決めているのだ。

私にとって患者を区分で分けても患者を治療することに変わりはないので最初は違和感があった。

村上先生

3階のD病棟の主治医になることが決まった。「あそこには行かず後家3人衆がいるけど、先生なら大丈夫だろう?」とニコッと意味深な笑顔を見せた。「詳しいことはまだ病棟に村上先生がいらっしゃるので聞いてください」と言われた。

私は元々外科医として勤務してきた。肺の手術を主に行い、心臓の手術も行ってきた胸部外科医である。簡単な外科的処置は目が悪くなった今でもできるが、第一線から離れた医者であり、外科以外の眼科、皮膚科、耳鼻科、精神科等は専門ではない。

医者は何でも出来ると思っている、また何でもできないとダメだと思っている、行かず後家3人衆や介護士は色々専門外の病気のことを聞いてくるのだが、正直にわからない時はわからないと答えるしかなかった。「それでも医者?」と怪訝な顔をされたが、外科医として何年もやってきたので、20年前、いや30年前の知識や治療は忘れてしまっている。ただ緊急性がなければ、というより生命予後に関わりがなければ応急処置をして一週間に一度来る専門の眼科や耳鼻科や精神科の先生に診察して頂ければ何の問題もなかった。

前任者の村上先生は専門が神経内科だった。内科の先生なので基本的に外科的処置は苦手なようであった。自分でもあまり器用ではないと話されていた。

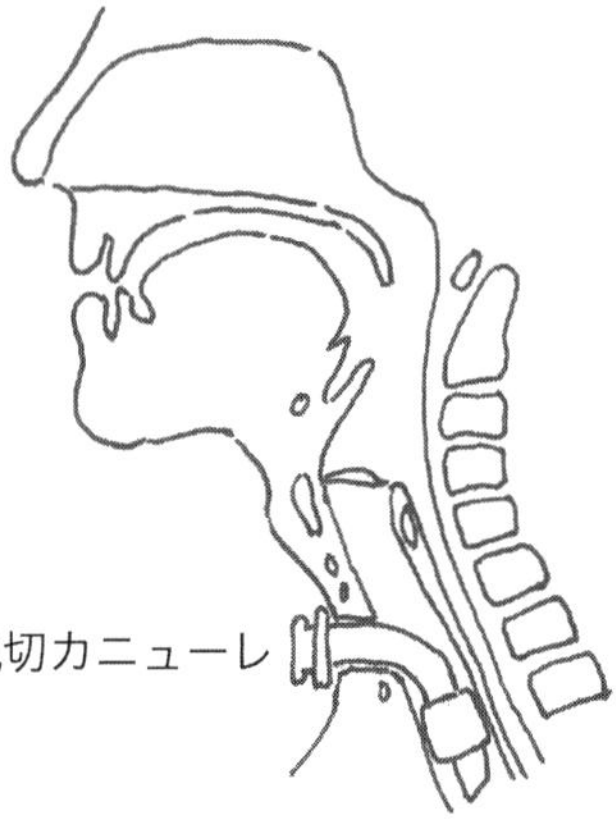

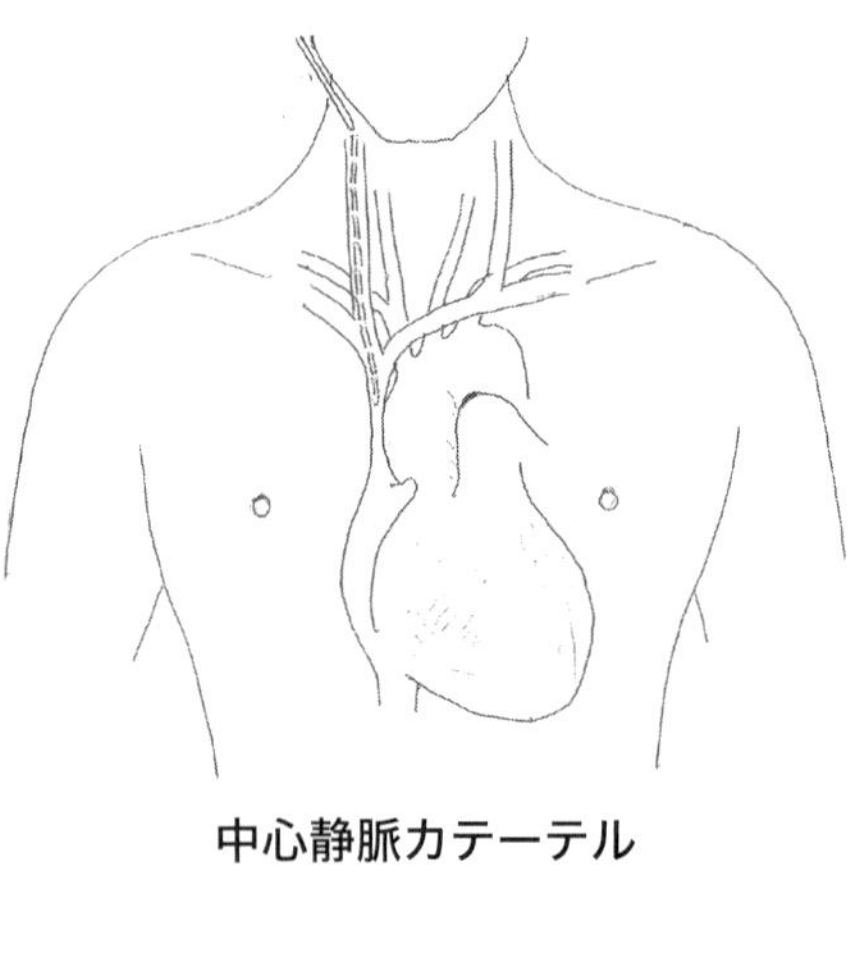

中心静脈カテーテル

「先生が来てくれてこの病棟も助かると思います」

「気切（気管切開）されている患者が10人ほどいて、胃瘻から経管栄養されている患者が14～15人います」

「気切カニューレとか胃瘻チューブなどの交換物が大変だと思いますがよろしくお願いします」

「経鼻胃管の挿入に手間取る患者が何人かいるのですよ」と言われた。

二人で回診しましょうと言われて、ついでに病院内を案内してくれた。食堂がどこにあって、「12時前に食べたほうが空いていていいですよ」

「こちらの階段の方が病棟に早く行けます」

「エレベーターはここです」

「裏口はここです」と事細かく教えてくれたのは良いが、そういっぺんに言われても覚えられなかった。

病棟にいる問題のある患者も詳しく教えてくれた。90歳前後で寝たきりの状態になり、もう本人も家族も治療を希望されない方々、患者の家族が非常に神経質な方、リハビリに拘っている方等、詳しすぎる説明に私は感心していた。カルテを見ても小さな字で行を開けることなくびっしり所見が書かれていた。

「急性期の病院と違い入院が長期化するので詰めて書かないとカルテが厚くなってしまいます」と言われた。「そこまで考えてカルテに記載するのか？」

本人の性格にもよるが、「やはり内科医と外科医は違うな」と改めて思った。

さらに「先生、ここは今まで勤めた急性期病院とは違いますよ」

「急性期病院だと救急車が来た時のことを考えて、『ベッドを少なくとも2床空けておかなければダメ』と言われたかもしれませんが、経営を考えた場合、医療療養病院は満床にしなければだめです」

「まあ、医者が患者を呼び込むことができないので、相談員にかかっていますよ」と言われた。

3年近く勤務されたので急性期病院と医療療養病院の違いを十分理解されているようであった。最後に「患者が経口摂取できなくなると中心静脈栄養を考えるのですが、私は中心静脈栄養のカテーテルが挿入できないのです」

「先生、ご存じですか？」

「中心静脈栄養になると医療区分3になって、区分が上がるので病院にはメリットになるんですよ」と言われた。

それでは今まで誰が中心静脈カテーテルを挿入していたのかな？　とちょっと疑問に思った。病棟の看護師さんが、毎週土曜日に日勤で来る元心臓外科医の先生が今まですべて中心静脈カテーテルの挿入を行っていたのですと後で教えてくれた。村上先生はまだ60歳前で今度は自宅近くの都内の病院が見つかり、その病院の精神科に就職が決まっていた。

排尿障害

3年も勤務すればだいぶ慣れたが最初は戸惑いの連続だった。医療区分の問題もあったが、まず40症例を超える患者を見なければならない。その数の多さである。急性期の時は専門化されている自分の得意分野の疾患を抱えた患者を、せいぜい10症例程度受け持っていただけである。

40症例以上のいろいろな疾患がある患者の病態を理解するには時間がかかった。病名から、病態、治療に至るまでもう一度勉強しなおした。1週間程度では把握できなかった。みんなベッドに横たわっていて会話がほとんどないので患者と疾患がすぐに結びつかない。ただすぐに全員の病態を把握しなくても、まず具合の悪い患者だけをしっかり診察して治療方針を決め、そのあと落ち着いている患者をじっくり見ていけばよいので焦る必要はなかった。患者の多くはほぼ寝たきりの状態で落ち着いていた。ベッドの脇に立って名前を確認し「誰それさん」と呼んでも返事はない。瞬きする人も中にはいたが、まともに返事をする人はほとんどいなかった。ようするに医者と患者の会話がほとんどないのである。

普通の人は「頭が痛い」「吐き気がする」「おなかが痛い」という症状があれば、まず近所の開業医さんに受診すると思う。そして「これは手におえん」と開業医さんが判断すれば、やれ内科だ、消化器科だと大きな病院の適切な科におそらく紹介状を書いてくれると思う。視力が落ちたからと泌尿器科に行く人はいないと思う。

医療療養病院に入院されている寝たきりで何の訴えもない患者は医療関係者が気づかない限り治療が後手に回るのである。その点、行かず後家3人衆は口が悪く医師に対して無遠慮だが患者はよく見ている。ちょっとした異変に気付いて伝えるのである。たまにどうでもいいことを報告するときもあるが3人衆の一人、一番背の高い早苗看護師が「先生、後藤さん何かおかしいのよ」と言う。私はいつものように「バイタルは？」と聞く。

「血圧は落ち着いていて、SpO_2（血中酸素飽和濃度＝間接的に呼吸の状態が判る）も問題ないのだけど……。37度台の熱があって、少しいつもより脈が速いのよ」

それじゃあこれから熱が上がるかな？　と思い温度版を見ると確かにいつもはどちらかというと体温は低めで経過している。この一カ月37度台の発熱はないので、今朝からの37度台は珍しい。

ここに入院している人は体温中枢が障害されている人が多いので、すぐに37度台の熱がでる。一度夕方の検温で37度台の人が各部屋に1人ずつ、4〜5人いますとという報告を受けたので「どうした？」と首をかしげていたら、介護の人が「あら嫌だ、カーテンしていなかった」と言われた。日が傾き夕日が窓際のベッドの人にあたって顔や布団が温かくなってしまった影響だというのである。確かに報告を受けた人のベッドに行ってみると、みごとに全員窓際であった。

後藤さんは明らかに何かあるなと思い診察してみることにした。経口摂取ができず、上腹部に胃瘻増設を行っていてチューブが挿入されていた。そのチューブを通して栄養が注入されている。脳梗塞があり、右半身が麻痺していて右足は屈曲、拘縮していた。

呼び掛けても返事はない。まばたきするだけである。大体、熱が出ると肺炎か尿路感染症を疑うのだが、胸の音を聞くと呼吸音はきれいであった。SpO_2も酸素が投与されていない状態で99％とれていたので肺炎は否定的だが下腹部が少し張っているように思えた。以前の腹の張り具合と変わらないと早苗看護師が言うが私は以前の状態がわからない。尿の流出も温度版で確認したが一日７００～８００㎖は記録されていた。しかし膀胱内の尿の貯留を確認するため導尿してみることにした。なんと１５００㎖近く尿の流出があったのだ。

医者になって5～6年目、大学の給与だけでは足りないので、ほぼ毎週、月4回はアルバイトに行っていた。下町にあるその病院は、給与はよかったのだが、患者を選ばず何でも、誰でも受け入れてしまう野戦病院のようだった。救急外来で排尿困難を訴え、

「苦しい、先生何とかしてくれ」と冷や汗をかいて救急車で来た人を思い出した。夜の10時過ぎに大声で「おしっこが出ない」と外来処置室で叫んでいた。導尿して800ml排尿したら「楽になった」と涼しい顔になり何もなかったように帰宅された。

1週間後の当直では、朝8時前の当直業務終了間際に同じおじさんが今度はタクシーで救急外来に来た。やはり排尿障害なのだ。泌尿器科には通っているとは言っていたが、まだ朝早くかかりつけの医院が開いていないので、再び導尿して700ml排尿した。

更に1週間後の当直だったと思う、また排尿障害おじさんが早朝に来た。導尿して700ml排尿した。さすがに「薬はしっかり服用していますか？」「夜寝る前の飲水はどうしていますか？」等、詳しく生活状況から内服薬の種類まで確認した。鼻歌交

じりで帰っていったが、当直日誌を見直すと、たまたまだと思うが私の当直日だけ来ていた。自己管理できない迷惑な親父だと感じ、今度来たらかかりつけ医を聞いて連絡しようと思っていたが、その後、私の当直に来ることはなかった。

後藤さんの排尿障害は脳梗塞の影響があると思う。確かに毎日尿が出ている記載はあったが尿が膀胱に溜まって、圧力が限界までかかってちょろちょろ出ていたのかもしれない。それでなくても男は前立腺があるので年を取るとちょっと厄介なのだ。膀胱が破裂しなくてよかったと胸をなでおろした。

ジュン君

入院している人は70~80歳台の人が多かった。中には90歳を超えて100歳近い人もいた。そのなかで一番若い人が34歳の女性で、その次に44歳の若い男性がベッドに横たわっていた。50歳に満たない入院患者は二人だけであった。

みんなは彼のことを「ジュン君」と呼んでいた。ちょっと場違いと言うか、ごく単純に「どうして入院しているの？」という感じである。酸素も投与されていないし自分で呼吸できているが、喉元に気管切開を受けた痕はある。一時期、呼吸不全で人工呼吸器につながれていたのかもしれない。口から食事がとれないので頸部からカテーテルが挿入され中心静脈栄養を行っていた。目は開けているが名前を呼んでも反応がない。ほとんど除脳硬直肢位（上肢、下肢ともに伸展している）である。たまに瞬きはするが呼びかけに反応しているわけではない。細面で痩せこけているが元気だったころはどんな感じだったのかなと想像してしまう。

お父さんがよく見舞いに来ていたが奥さんと思しき女性も見舞いにきていた。母親もたまに来ていたが、早苗看護師から「お母さん、来ていますよ」と言われて「処置が終わったらすぐ行く」と言って少したってから部屋に行くとすでに帰ってしまい、どなたもいないことが2～3度あった。

ある時、若い女性が見舞いに来ていたので、奥さんかと思い病状説明に行こうとすると、早苗看護師から止められた。「奥さんではなく不倫相手だから説明はしなくていいの」と言われた。そこでカルテを詳細に読み返すと、カルテの最初の診断は以前確認した低酸素脳症で間違いなかったがその原因というのがどうも縊頸らしい。風呂場で首を吊ったと書いてあったが、自宅の風呂場とは書いていない。奥さんが最初に見つけたのか誰が最初に見つけて救急車を呼んだのかも書いていなかった。

多量のお酒と睡眠薬を服用したらしい。何とか心臓は戻ったが、頭に血がいかなかった時間が少し長かったのだろう、低酸素の状態から頭は回復しなかったようだ。

早苗看護師は「後追い自殺みたいよ……」と。なんでも親身になって話を聞いていた女性が彼に奥さんがいるとわかって自殺してしまったらしい。その責任を感じての行為だったとカルテにない情報をもっともらしく話していた。

しかし一方で「相談を受けた女性に彼の子供ができて、多量の睡眠薬で不倫相手と心中を図ったが彼だけ生き残ってしまったのよ」と言う看護師もいた。真相は闇の中である。自殺を試みたのは事実で、救急車で運ばれ病院で救命処置をしたのだが結果的に意識は戻らず、いまこのベッドにいるのだ。

他の医療療養病院にバイトに行くと、ご高齢の老人の入院患者に混ざって一人、二人、似たような状況の若者（男女を問わず）が入院している。厚生労働省が死因の統計を毎年発表しているが、年間3万人弱の自殺者がいる中に当然入っていないだろう。ちなみに20代、30代の死因のトップは自殺だ。

高齢者の悪性新生物（ガン）、心臓病、肺炎等の死因はしょうがないと思うが、若者の死因のトップが自殺と聞くと、しかも年間3万人弱という統計を見ると日本という国が病んでいるとしか思えない。

行かず後家3人衆の一人明美看護師は「彼はモテたと、思うよ」と話すので理由を聞くと顔立ちが自分の好みらしい。3人衆の中では一番女っぽく小太りでちょこまか動く女性なのだが、彼女は奥さん以外に2人女性が面会に来ることを確認していて、二人の詳細な容姿を説明して見分け方を解説してくれた。確かに面会に来る女性が何人かいることに私も気づいていた。子供を連れてくる女性がいたが、奥さんとは限らないので看護師長に確認するまでは病状説明は避けていた。別にたまたま居合わせたら「ご家族の方ですか？」とか「どういうご関係ですか？」と聞けばいいのだが、病状説明は個人情報に係わる問題が出てくるので、家族に電話して時間を決めて病院でしっかり話せばよいと思い積極的にこちらから声はかけなかった。

以前、突然見たこともない方が面会に来て、親族だというので病状、経過を話そうと思い席について机の上にＩＣ用紙（インフォームドコンセント用紙）を置き、改めて本人との関係をお聞きすると、「家族同様に親しくお付き合いしている者です」と言われ、他人であることが判明した。個人情報に係わるものなので私からは報告できないと伝え、病状ならびに経過等は家族から聞くよう説明したことがある。

ジュン君は滅多に熱は出ないのだが38度に近い熱が続き、タンも多くなってきているので肺炎を疑い抗生剤を投与していた。たまたま面会に来ていたお父さんに病状報告と抗生剤の投与を行って経過を見ていることを伝えた。

廊下の突き当たりにちょっとしたスペースがありテーブルと椅子が用意されているのでお父さんと向き合って話をした。顔をまじまじと見るとジュン君は確かにお父さんに似ていた。「兄です」と言われたら信じてしまう。普通息子はお母さんに似て娘は父親に似るのではと思っていた。医学的な根拠はないのだが、うちの息子が嫁さんに似て、娘が私に似ているからだ。

すると「先生、もう色々しなくていいですよ」

「この子は死のうと思ったのが助かってしまったのです」「助かったのはいいのだがこんな姿を見ているのがつらいのです」と、しまいには、栄養も止めてほしい気持ちを伝えてきた。久しぶりによくしゃべった影響かしきりにペットボトルのお茶を何杯も飲みながら（結局500㎖のペットボトルを2本飲みほした）、父親からすれば呼び掛けても反応しない、言葉も出ない、そんな息子は生きていると言えないようなことを話していた。確かにわからないではないが何となく私の感覚とは違うのですっきりしなかった。

病院で栄養も与えない、点滴も何もしない。いくら家族の希望でもそれを医者が実行したらどうなるか？　まず看護師からはいつものように「点滴はどうしますか？」又は栄養科から「経管栄養はどうしますか？」「中心静脈栄養に切り替えるのですか？」とか連絡があるはずである。

病院内ではいろいろな職種の方がそれぞれの仕事をそれぞれの責任と価値観を持って働いている。仮に家族との間で看取りに関する書類が交わされても、この若さで栄養を与えず衰弱死を誘導すると問題になるのは目に見えている。医者ならびに医療関係者からすると当たり前？　と思うが「必要最低限の栄養の投与だけは続けさせてください」とお話しした。しかしお父さんの顔色を見ていると納得できないようだった。

いつまで続くかわからない入院、前医では元に戻らないと言われている病状、そんなことを考えると現実問題としてお金の工面が大変になる。入院費が20万前後、自分たちの生活費もかかるとなると今後年金だけでは当然無理である。他にどんな収入があるかわからないが厳しい状態と考えられる。

そこでこれはしっかりと話した方が良いと思いジュン君のご両親、奥さんを呼んで病院で話すことにした。奥さんに連絡したのだがその日は都合が悪く病院に行けないということで私と看護師長と両親の４人で話し合いの機会をもった。

まず今までの病状経過を報告し、基本的には病院に入院している限り１０００kcal前後の必要最低限の栄養の投与、入浴も週2回行い、また褥瘡ができないよう定期的に体位交換もする必要性等を説明した。そういうしっかりとした管理をしたうえで、具合が悪くなったら本人の寿命ととらえても良いかもしれないと話した。

当初、入院費はご両親が支払っていると私は思っていたが、どうも違うらしい。出所は追及しなかったが、いずれにしても入院費が問題になっているかもしれないと思い、少し遠くなるが入院費が少し安い病院も2件紹介した。

納得できなければ自宅に自分の息子を連れて帰って家族で見守るのはどうかという提案もした。もしそうなったときはいろいろ準備も必要だが、相談員にも事前に自宅近くで在宅診療をしてくれる先生がいるか下調べはしてもらっていた。するとそれはできないと拒否された。ご両親は住居の問題や、自分たち自身も病院に掛かっているため、とても面倒を看れる状態ではないし、看たくもないようなニュアンスの話をされた。実は両親とも精神疾患を患っていて抗精神薬を服用していたのである。

今だとご高齢者に対しては、家族や親族と入院時に取り決めをして文書に残しておけば、具合が悪くなった時に（一定の条件を満たす必要があるが）点滴だけにして栄養を控えて病院でも看取ることができるかもしれない。医療療養病院もピンからキリまであるが、うちの病院は院長の方針で、急性期病院に近い治療方針を謳っていたので栄養を中止することはできなかった。

老　健

老健ではご高齢者の看取りを行っている。年は私と一緒なのだが二級上の元胸部外科医の先輩が老健で施設長をしている。

90歳を超える元気だった女性が肺炎をこじらせ意識状態が悪くなったが、家族は病院受診を希望されず抗生剤の投与を数日続けたが改善が見られなかったそうだ。家族に再度病院受診を勧めたが老健で看取ることを希望され、抗生剤と点滴だけで1週間もったが亡くなった方がいた。「似たようなケースはこの一年間で何例かあるよ」と話されていた。

さらに医学生が老健に研修に来た時、彼が「君たち、看取りに対してどう思う」と聞いたことがあるそうだ。そうしたらある一人の医学生が「うちの祖母も老健で看取りました」と話していたそうだ。

「今はどこの老健でも看取りをしているんじゃないか」

「病院じゃないからな」

「看取り加算と言うのがあって老健の収入に少しプラスになるな」と教えてくれた。実際は医療療養病院でも看取りに近い形で経過を見ている場合もあるが、現場の医師からすると、もう少し法整備の必要性を感じる。

その先輩とは年2回ほど会うのだが、以前、四谷のドイツレストランで食事を共にしたことがあった。老健に勤務されまだ1年しか経過していなかったと思うが、色々不満があるようで、老健では基本的に治療を行わないので緊張感は病院よりないのだが、書類の記載が多すぎると嘆いていた。私が学生の頃は5年生の時に知的障害を持つ施設に1日見学に行ったと思うが、老健の見学と言うか研修はなかった。今はあるみたいだ。しかしまだ3年か4年目の医者の卵が来るようである。

先輩は学生たちを見ていて、医師になるという自覚がないと嘆いていた。しかし医学部3年生で医師としての自覚を持てというのは早いのではと思い、

「思い返すと、私もそうでしたよ」

「そんな医師になるという自覚なんてなかったと思います」

「バスケットに明け暮れていました」と言うと、

「そういえばそうだな」

「おれもラグビーに明け暮れていたよ」

「医師としての自覚を持てというのは早すぎるか？」

しかし看護部長は学生の態度に物足りないらしく「先生、学生に活をいれてください」と頼まれたらしい。今の学生は言われたことはきちんとするみたいだが、何か積極性がないと言うか「覇気がない」と先輩も感じたそうだ。

そこで研修最終日に４人が集合した時に、総括みたいな時間があり、その時に「君たちはどうして医師になろうとしたのかな？」と聞いたらしい。そうしたらお互いに顔色を窺っているようで「バカな質問してしまった」と思い、つい持論を学生たちの前で展開してしまったと話された。元々、説教好きと言うか、理屈っぽい先生なので「また始まってしまったんだな」と、ほんのり甘い白ワインを飲みながらすっかり聞き手に回っていた。

先輩は学生達に向かって「医者と言うものは医学を志したわけだから、医学と言う学問をとことん勉強しないとダメだ」

「だいたい知識がないと患者を診ても疾患が出てこないだろ」

「病態生理から治療法まで正確な知識が必要だよ」

と学問としての医学の大切さ、さらに学問だけではなく医学的知識に立脚した医療技術の必要性も話したようだ。

「外科医だったら解剖がしっかり頭に入ってないと切開や吻合ができないだろ」

「持針器の持ち方、基本的な縫合技術、糸結びも大切だ」

「カテーテル検査をするにしても、穿刺、挿入、操作から止血と一連の手技が確立してないと事故が起きる」と医療技術を習得する必要性をトクトクと説明し、さらにもう一つ付け加えたのはちょっと曖昧な表現だったようだが医の心と言うか、医道と言うか、病んでいる人に真摯に向き合う心が医者には必要なのだと言いたかったようで、

「心臓が悪いと言っても、心臓という臓器だけを治せばよいわけではない」

「日本には剣道、柔道とか何かを極めるために道という言葉があるので、医道というべきものがあるのだ」

彼の言いたかったことは、医者になるにあたって必要なのは、「医学としての学問」

「医療技術」「医の心」、この三つを極めると言うことだと思う。

彼はさらにもう一つ付け加えた。

「常に医療経済を考える必要がある」

「患者のことを考えて予防的にこの薬も服用してください、予防、予防で薬が増えたら医療費がバカ高くなって破綻してしまう」

「本当に必要な薬なのか、安易に処方してはいけない」と語気を強くして言ったらしい。

彼は老健に勤務して気づいたそうだが、入所されている方は確かにいろいろ病気を抱えていて、十何種類も薬を服用されている方がいる。しかし、本当に必要な内服薬なのか疑問があると話していた。単に訴えが多かったために薬が増えてしまっただけで、話を聞いて、症状との因果関係の有無を調べると、本当は不必要な内服薬がある。老健に入所していればしっかりと管理された食生活を送ることができるので、そうすれば内服薬を減らせる老人もいる。

外来診療でもよくあるが、患者が症状を訴える、それに対して薬の副作用を心配して必要最低限の薬を処方すると納得できない人がいる。風邪に対する抗生剤もそうだ。7〜8割が、ウイルスが風邪の原因で、ウイルスに対しては抗生剤が効かない。耐性菌を作るだけと言われている。一般的には対症療法だけで良く、抗生剤を飲んでも飲まなくても治るのだ。

だいたい昔は「玉子酒でも飲んで休んでいろ」と言われじっとしていれば数日で回復したものだ。

私も病気になる前の予防は大切だと思うが、薬を服用する前に生活習慣を変える必要があると感じる。

彼は自分に言い聞かせるように、

「必要最低限の治療を常に考えなければだめだ。しかし患者も人間でピンからキリまでいる」

「薬が大好きな人もいる」

「薬を減らすと不安になる」

「医者としては無駄な薬は飲ませたくない」

「今まで服用していた薬を減らし、納得させるのが難しいのだ」と学生たちにとくとくと話したらしい。確かにある先生から勧められた薬を必要ないと判断するにはそれなりの説明と覚悟が必要だ。中止したら具合が悪くなり、飲んでいた方が、調子が良かったと言われたら信用問題にもなる。

医者の卵のやる気にどれだけ響いたか疑問だが、一番彼の言葉に対して何度もうなずいていたのが隣で聞いていた看護部長だ。学生が帰った後「先生、最後の締めくくりにふさわしい言葉でした」と言われたそうだ。ちょっと苦笑いしていた。

少しお酒が入っていたので、お互い日頃の不満をぶちまけていい気分で別れたが、高齢化社会を迎えている日本、終末期医療を医者の卵の頃から体験させることはよいことだと思った。

刺　青

入院している方の中で50歳に満たない、もう一方の34歳の若い女性は最初、精神疾患と思っていたが、神経難病を患っていた。成人病が今では生活習慣病に呼び方が変わったように、高脂血症は脂質異常症に、精神分裂病は統合失調症に変わっている。しかし彼女の病名は恥ずかしい話、聞いたこともない病名だった。うつ病、てんかん発作もあり、主病名の他にも胃潰瘍、大腸憩室炎等いくつか消化管に関係する病名があった。

頸部から中心静脈栄養カテーテルが挿入されていて直接栄養が血管内に行くようになっていた。経鼻胃管も挿入されていたが抗うつ薬、抗痙攣薬や消化性潰瘍治療薬等を微温等で溶かし注入するだけだった。前の病院からの情報では経管栄養は消化管の問題があるので投与できず、基本的には中心静脈栄養による管理でお願いしますという依頼を受け転院してきた患者であった。若くて状態が落ち着いていたので日頃の診察は「ささっ」と済ませていたのだが、39度を超える熱が出て、全身の体の震えも認めたためカテーテルによる血流感染を疑いカテーテルを抜去した。抗生物質を投与しなかったのだが、翌日に「すー」っと解熱した。

お父さんは私と同じぐらいの年齢と思うが、面会に来てもいつも何も言わずベッドサイドに座って娘の顔を「じ〜っ」と見ているだけだった。その父親に一日に必要なカロリーを、中心静脈栄養カテーテルを利用して点滴するので再挿入の必要性を話すと、一言「おねがいします」と返事が返ってきた。「今度は足の付け根（鼠径部）からカテーテルを挿入します」と伝えると「はい」と答え承諾書にサインされた。合併症の話もしたのだが寡黙な父親で、特に質問もなく、理解しているのか？　していないのかわからず心配だった。もう娘の病気は何をしても治らないから先生に任すよという感じだった。明美看護師に「あのお父さんは何していたのかな？」と聞くと、

「社長さんみたいよ」

「モーレツ社員から這い上がってきた人みたいです」

「モーレツ社員？　誰から聞いたの？」と言うと、

「お母さんからよ」

「ついひと月前に、珍しく面会に来ていたのよ」

私は「お母さんいらっしゃるんだ」てっきり亡くなったたか、離婚されたのかと思っていた。確かに土日に面会に来られると判らない。

「先生、あのお父さん面会に来るといつも娘さんの手を握っているのよね」

「知っている？」と聞かれたので反射的に「知らない」と答えると、

「先生だめねー」

「もっと観察してよ」と言われてしまった。

実は一人で回診した時に、４人部屋のドアを開けて左回りで壁際のベッドにいる娘さんの聴診をしようとした。薄い布団をずり下ろそうとした時、お父さんの右手が引くのを見たことがあるのだ。布団が掛かっていたので直接手を握っていたかどうかわからなかったが娘さんの右手に触れていたと思う。それ以後、扉を開けたら右回りでまず、壁際の患者から診察し、続いて右奥の窓際の患者、さらに左奥の窓際の患者、最後に娘さんと順番に診察するようにしていたのだ。

解熱してから数日後、いざカテーテルを挿入する当日、右の足の付け根をはだけて消毒しようとすると臍と、陰部にリングがあった。さらに両脇から腰、下腿にかけて柄が入っていた。刺青である。おそらく背中も入っているだろうと思った。痛み刺激に対してほとんど動くことはなかったが、局所麻酔を使い中心静脈カテーテルを挿入した。

お腹のレントゲンを撮り、シャウカステン（レントゲンフィルムを見る蛍光板）でカテーテルの走行を確認していると明美看護師がひょっこり現れ、

「どうですか、位置はいいですか？」と尋ねてきた。

「あの子刺青をしていたんだね」と私が呟くと、

「えー、先生知らなかったの？」

「先生、うちの病院に来て半年近くならなかったっけ？」

「転院してきたときは仙骨部に褥瘡（床ずれ）もあったのよ」と言われた。

「背中の刺青見た？」

「きれいよ。みごとよ」

あまり刺青に抵抗はないようであった。今まで顔色と前胸部の聴診、下肢のむくみしか診察しなかったので背中に刺青があるとは全くわからなかった。

刺青で思い出したが、やはり急性期の病院で勤務していたころ、月3～4回ほど病院当直があった。当たっちゃうと一人で一晩に5台も救急車を受け入れたこともあっ

た。救外（救急外来）で3〜4台救急車を受け入れてすべて入院させると、看護師からはブーイングだったが、仲の良かった事務長が翌朝、私の元に「先生、大変だったねえ」とニコニコして近づいてきた。病院の売り上げが上がるときはいつもニコニコするのだ。

「今晩どう？　帰れるんでしょ？　駅前の店でちょこっと」

右手でお酒を飲むしぐさをした。支払いはいつも私なのだ。

外科医は手術が終わった後などに家族からいくらかお金が入った封書を渡される時がある。原則はいけないのだが家族が白衣のポケットにさっと入れてしまう。確かに感謝の気持ちを綴った手紙だけの時もあったが、少しお金も入っている時もあった。事務長にそんなエピソードを一緒に飲んだ時に話したことがあるので給料以外にも税金のかからないお金が入ってくることは知っている。だんだん金品の授受は厳しくなってきて、頂いたお金は事務方に報告し、返金するようになったのだが、ある時、家族から封書を差し出された。

早合点して「この病院は駄目なんです」と断った時に、「きょとん」とした顔つき

で、

「先生、お手紙ですけど」と家族から言われて気まずい思いをしたことがあった。

その日は静かで落ち着いていた。一台も救急車のコールがなかったのだが、12時を回ったところで、救外の看護師からコールがあった。「先生、右腕を切ったという若い男性が飛び込みで来ているのですけど」「いま、血は止まっているみたいです」というので当直室から救外に行くと二人の男性が処置室の前のソファーに座っていた。さらに後ろのソファーにも一人離れて男性が座っていた。ちらっと見ると二人で座っている背が高そうでひょろっとした30歳前だと思われる男性が右腕を押さえていた。

看護師が名前を呼ぶとひょろっとした背の高いほうが入ってきたが、40歳前後の背の低いがっちりした体格の良い方も一緒に後から入ってきたので「あなたは?」と聞くと「一緒に連れてきたものだ」「事情は俺が説明します」というのでひょろっとした方に「いいのですか?」と伺うと「こくん」とうなずいた。丸椅子に座ってもらい、「切った場所はどこですか?」と言ってシャツをまくり上げると、見事な刺青が彫ってあった。ハンカチを外すと右上腕部、ちょうど力こぶのちょっと下がななめに7～

８㎝ほど切れていた。圧迫していたので止血されていた。

ぱっくりと分かれている刺青を観察しながら、「何で切ったの？」と本人に聞くと、すかさず兄貴分と思われるがっちりした背の低い方が「ビール瓶が割れてガラスの破片でぱっくりと切ってしまったんだ」と変わって答えた。本人はやけに眠たそうで「ぼー」っとしていた。「ガラスかー」

「まあいずれにしても縫わないとこれはくっつかないよ」と言うと、
また兄貴分の方が「先生、何とか桜吹雪のところをしっかり合わせてくれないか」と、しかも自分が横で見ていてもいいかとのたまう。

こっちも面白いじゃないか、「びしっ」と縫ってやる、という気持ちになり、「よく見とけよ」という感じで、

「埋没縫合という抜糸が必要ない縫い方で縫います。桜の花びらをしっかり合わせるから」

外科医の腕の見せ所である。患者を仰臥位にし、右腕を体から60度ぐらい開いてまず洗浄すると、静脈麻酔は使用していないのにすぐに本人は寝てしまった。消毒して

清潔な覆布をかけて局所麻酔下にまず筋肉と一緒に筋膜を合わせ、埋没縫合で二つに分かれた桜をきれいに縫い合わせた。縫い合わせたところは線になったがほとんどわからなくなった。兄貴分はじーと最初から最後まで見ていた。縫い終わると「上等だ」とか何か小声で言っていたがしっかり聞こえなかった。

二人が出て行った後、看護師に「あれはガラスで切った傷ではないよな」

「何か鋭利なもので切った切り傷だよ」と言うと、

「先生、あの患者いびきかいて寝ていましたよ」

「アルコールが入ってたんですかね？」

「でもアルコール臭くなかったですよね」とひとしきり話した後、カルテにしっかり記録を書いた。「縫い合わせた傷がケロイドにならなければいいのだが？」と余計な心配をして処置室を出た。ちょうど待ち構えていたかのように待合室のソファーから二人が立ち上がった。一瞬、身の危険を感じて怯みそうになったが、二人が声をそろえて「ありがとうございました」と誰もいない待合室に響き渡るような大きな声を上げた。だいたいそちらの筋の方は一般のわけのわからない人より挨拶がしっかりしていて律儀なのだ。

実はその数カ月後に6年以上勤務していたその急性期病院を辞めて、医療療養病院に移ったのだが勤務して1～2カ月後に警察から連絡が入った。はじめ事務の女の子から「警察の方から電話です」と言われたときに、「あれ、まさか仙台でチンピラとやり合った件ではないよな」と一瞬頭をよぎったが「10年は経過しているからな～」と思い「どこの警察？」と尋ねると「調布の何とか署と言っていました」府中近辺なら働いたことがあるが、調布の病院となると心当たりは何もない。それこそ医者になって数年目にお金に困ってバイトで当直したことはあるが……ひょっとして刺青の男性の件かなと思い電話を受けた。確かに以前勤務していた急性期病院の外来で処置した男性に関して、電話ではなく一度お会いして色々聞きたいということであった。日にちを決めて会うことになった。若い警察関係者で、私服で病院に来院され、改めて半年ぐらい前に、以前勤務されていた病院の外来で処置をした男性に関して、当時の状況を覚えている範囲で良いのでお聞きしたいということだった。

やはり刺青の男だった。私の名前はカルテの記載からすぐに判明し、現在勤務している病院を突き止め、電話をかけてきたのだ。すでに当時の看護師からの事情聴取は済んでいたので大体の状況は把握しているようであった。その警察関係者から何時頃病院で処置をしたのか、何人で来院したのか、切創の具合等、いろいろ質問を受けた。あまりに私が正確に、よどみなく答えたのだろう、「どうして半年以上前のことを、そんなにはっきりと覚えているのですか？」と聞かれた。

「兄貴分の方からパックリ分かれてしまった刺青の桜吹雪を縫合して元に戻せるかみたいなことを『どすのきいた声』で言われ、ちょっとカチンときたのです」と伝えた。

「当時私にも外科医としてのプライドがあり、分かれた桜吹雪をしっかり縫合して完璧に仕上げてやろうと思ったのです」

しかも「兄貴分の方が処置室に入られて、横で最初から最後まで傷の縫合を見ていたのですよ」かなり緊張感を持って処置していた状況だったので、それでその周辺のことが蘇ってきたのですと伝えた。

根掘り葉掘り聞かれて向こうからの質問が済んだ後、「ちょっと質問があるのですがよろしいですか」と聞いた。

「彼は今どうしているのですか」

「ケロイドになってないか、傷口を見たいですね」と言うと、その警察関係者は「当時殺傷事件があって彼はいま留置所にいます」と答えた。やはりガラスではなかった。

姉妹

お父さんが70歳を過ぎて脳梗塞で寝たきりの状態になってしまい、この病院に3年前に入院された方がいた。心房細動という診断名もあった。不整脈の一つだ。心臓の中には四つの部屋がありそのうちの一つ、左心房と言う部屋に血栓ができてしまう場合がある。それがポロっとはがれて血流にのって頭の血管を詰まら

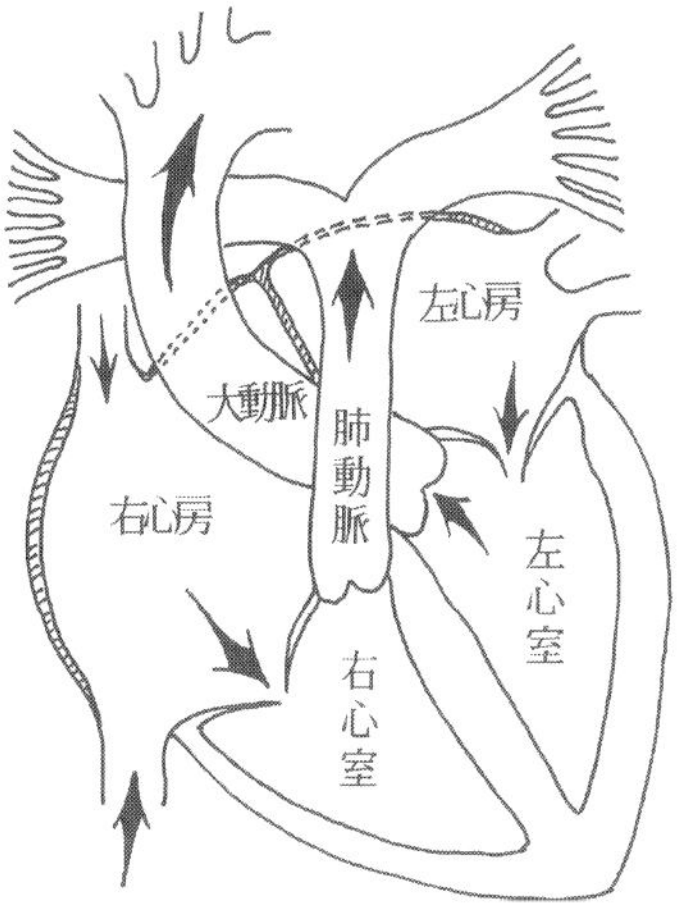

心臓の構造

せ脳梗塞を発症させるのだ。だいたい血管の病気は何の前触れもなく突然くる。心臓の筋肉を栄養する血管が詰まる急性心筋梗塞でも「昨日あれだけ元気だったのに今朝、突然胸が苦しいと言って救急車で運ばれたのですが治療のかいなく亡くなってしまいました」とよく聞く話である。

ほとんど毎日面会に来る姉妹がいてお母さんはすでに亡くなっていた。娘さん二人は連れ立ってよく来ていた。二人とも結婚されていて中学生ぐらいの子供さんも見たことはあるが、いつもベッドの脇に二人で座ってお父さんに何か話しかけていた。後で聞いたら今日、一日の自分たちにかかわる出来事と最新のニュースを話していたそうだ。

村上先生は、3年前に自分が入職した時はまだ呼びかけにうなずきがあったと言っていた。しかし私が受け持ちになってからは反応が鈍くなっていた。声掛けに瞬きは

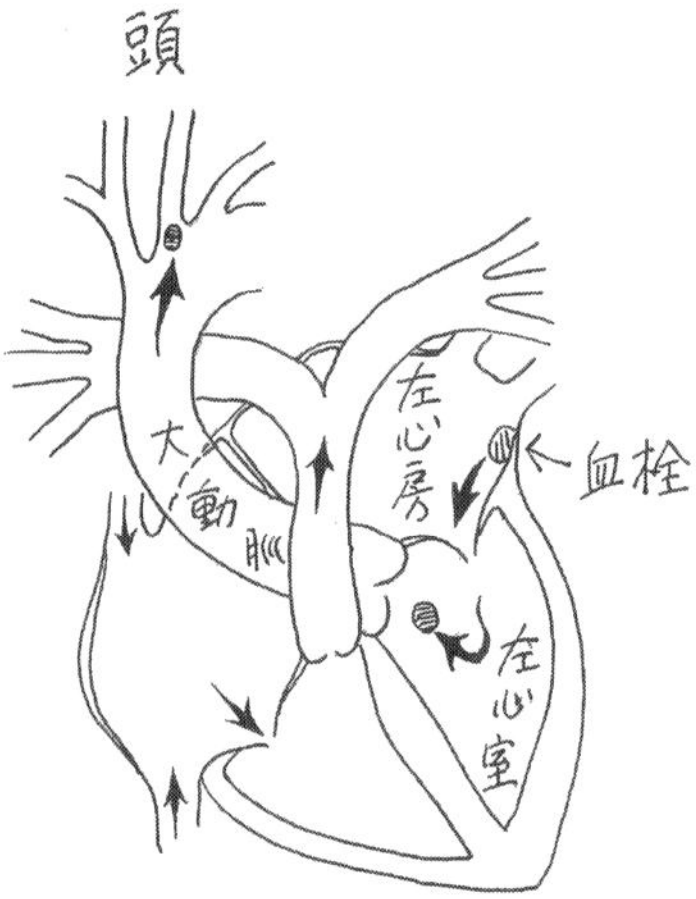

するが声は出なかった。そもそも声を聴いたことがない。ここ数日、血圧が低くなる時があり降圧薬も中止していたが、血圧が次第に下がってきておしっこが出なくなり、腎不全になってしまった。

このところ様態が変わってきていることは電話で伝えていたが、改めて説明する場が必要だなと判断した。病状は非常に厳しい状態だが、以前、村上先生と一緒に回診した時のコメントでは、本人はこれ以上具合が悪くなっても人工呼吸器につなぐことも、気管切開も希望せず、透析も希望せずという申し送りだったと記憶していた。急変時、心臓マッサージ、電気ショックは希望せずという意思表示書をカルテの中に確認したが、村上先生のコメントに反して、その他の本人の意思を示す書面は何もなかった。

改めて二人の姉妹を病院によんで看護師長も含めて4人で今までの経過から病気の説明、どこまで治療を行うかを確認し、今後の起こりえることを詳しく説明した。

二人の姉妹は子供の頃、父によく遊園地に連れて行ってもらい、公園で遊んでもらった楽しい思い出を話されていた。元気だったころのお父さんの話をされ、思い出したのか、たまに顔を見合わせて笑顔も見せていた。父親の怒った顔を見たことがないと話されていた。優しい子供思いの父親だったと子供ができて改めて分かった、とも話していた。つい自分の子供と比較してしまう。どんな育て方をしたらこんな父親好きの子供になるのだろうかと感心して聞いていた。

お姉さんがしっかりとした口調で話しはじめた。

「父が入院した3年前はまだおしゃべりが出来たので、『もう何もしてくれるな』と言ったかと思います」

「確かにもう普通の会話はできないし、話をしても理解してくれているかわかりません」

「父の気持ちは十分わかっています」

しかし彼女たちの思いは「この病院でできることは何でもして、少しでも生きてほしいのです」と言われた。

「私たちにとって父がこの病院の、この部屋、このベッドにいる。それだけでいいんです」と答えた。

二人の姉妹にとって父親の存在、生きているということが大事らしい。

しかしすでに血圧は60mmHg台に低下し、おしっこはほとんど出ていない。午後6時を回っているので透析をするにしてもこれからは緊急体制になる。自宅に帰った透析室の室長に連絡すると「先生、崖っぷちに立っている人を透析することで一押しするようなものです」と言われた。

そういえばつい先日、転院してきた患者がいたのだが、転院した翌日透析中に呼吸が止まりかけ緊急気管内挿管となり人工呼吸器管理になった人を思い出した。そして次の日に家族を呼んで経緯を報告し急変がありますのでと説明しているときに心停止になった。

家族は「ここまでして頂いてありがとうございます」と言っていたが私が納得できず、送ってきた病院に今まで透析中に変な兆候はなかったかを問い合わせたことがあった。室長はそんな状態で透析はできないということでその旨姉妹に伝えた。姉妹の気持ちも十分理解したが、意識がなく血圧が60mmHg台の患者に透析は確かに厳しい。そこで「もし明日までもてば昇圧剤を使用して私が責任を持つのでやりましょう」ということで姉妹、室長の同意を得て明日まで待つことにした。「夜中に呼ばれることもありますから覚悟はしてください」と伝えた。

翌朝、いつもより2時間早く起きて出勤した。嫁さんからは「今日は何かあるの?」と久しぶりに心配された。直感的にはたぶん大丈夫だろうと思っていたが医学的根拠はない。幸い血圧は夜間、60〜70mmHg台で推移し、酸素を開始したがSpO_2は92〜94%取れていた。仮に透析するにしても準備がある。少しでも早く病院に行って、万全の体制を整えたい思いだった。早朝病院に着くとまだご存命であった。「間に合った」透析を行うことにした。

実は昨日のうちに透析に必要なカテーテルを準備していた。放射線技師にもひょっとしてレントゲンの指示を朝一番で出すかもしれないから早く来てほしいと連絡しておいたのだ。

まず右足の付け根(鼠径部)から透析用のダブルルーメンカテーテルを挿入し、腹部レントゲンで位置を確認した。同時に胸部レントゲンも撮ると心臓の影が大きくなっていて、すでに胸に水がたまり始めていた。昇圧薬を事前に開始し、時間前だったが朝一番で透析を始めた。透析開始時に思った通り血圧が一時的に低下したが、昇圧薬を調節したり、少し血管を収縮する薬を投与してなんとか持ち直した。透析終了間際には血圧が80mmHgを記録するようになり、あきらかに透析の効果を認めた。

その後、輸血を何回か行い、昇圧剤は4〜5日で中止でき5週間ほど透析を続けて復活したのである。娘さん達からは感謝されたが意識のない本人はどうなのだろうか？　本人が署名したしっかりとした意思表示書は何も残っていなかったので二人の姉妹の希望通りの治療をしてしまったが……。

健康診断

医療療養病院で終末期医療に携わって3年、急性期病院の時とは比較にならないほど、死亡診断書をたくさん書いてきた。年齢も64歳になったので、ボチボチ自分の意思表示を書いた方が良いかなと思い始めていた。

健診でも心電図で不整脈有り、とか、少し太った影響なのか脂質の異常を認める。HbA1c（ヘモグロビンエーワンシー、糖尿病をコントロールする時に見る一つの指標）が少し高い。評価Dと言う通知が来た。医療機関で「再評価を要す」と書いてあった（3年前の評価ではAであった）。心配になり自分で橈骨動脈を触知したり、聴診器を自分の胸に当てて一分ほど聞いていると雑音はないが確かに不整脈が「ポロッ」とでる。「ストレスが原因なのかな?」「体重を減らさないとダメだな」と自己分析をしていると、医師になって7〜8年目だったと思うが、健診業務があった地方の公立病院に1年の予定で勤務した時のことを思い出した。教授から命じられた2回目の出張だった。

1級上の先生が大学に戻り私が交代で勤務することになったのである。手術は週2日、ほぼ定期的にあったので年間80例ほどの肺の手術を経験した。そのほかにも人手が足りないということで心臓の手術にもちょくちょく助手として入っていた。肺外科は執刀医と私と私の下に2年目の若い先生がいた。3人体制で手術を行っていた。副院長でもある執刀医の先生はご高齢だったので、指導医というかたちになり、実際は私がほとんど執刀していた。

着任早々、２年目の山村先生から「先生、けんしんに興味ありますか？」といきなり言われ、「けんしん？」「だれの献身？」全く意味が解らなかったので聞き返すと、「健診車で一日かけて何件か建設会社とか事務所を巡回するんですよ」「健診業務です」

「気晴らしになりますよ」と言われたので「いいよ」と軽く返事をしてしまった。後で看護師に聞いたら、「地元の建設会社や事務所とか男臭いところに行って胸部の聴診をするだけですよ」そこで「もし聴診上異常を見つけたらうちの病院に受診を勧めればいいのです」「みんな健康だから、うちの病院に来る人はいませんけど……」と言われた。

初めて健診車に乗って行ったところが予想外の大手化粧品会社の支店だった。胸の聴診だけなのだが20～30人ほどの女性がいた。若い女性が多かった。10畳以上ある会議室みたいな部屋で椅子とテーブルは隅にかたづけられていて臨時の広い診察室になっていた。部屋の片隅に座らされ、私が座った前に丸椅子があり順番にぞろぞろ女性が部屋に入って来るのである。

聴診は胸をはだけてくれるのではなく、皆さん着ていたシャツを両手で前に出しシャツと胸の隙間に聴診器を下から挿入し谷間に押し当て心音を聞き、両胸の呼吸音を聞くのである。さすがにブラジャーは外してくれている。胸を見せたくないのはわかるがシャツの下から聴診器を挿入するしぐさが何となく変である。健康な女性なので心雑音を聴取した人は一人もいなかった。10人ほど聴診を済ませると、列を作って待っている女性の中に背の高いモデルさんかと思しき人を目ざとく見つけた。遠くから見てもひときわ目立つ存在だった。順番が来て、前に座ると小顔で目がぱっちりとしたきれいな方であった。

いつも爺ちゃん、婆ちゃんの診察なので、久しぶりに健康で若いきれいな女性を見たという感じで、シャツの下から聴診器を入れようとすると、何とシャツをまくり上げてしまった。診察するときはそれが普通の行為と思うがまさかの展開である。きれいな形のおっぱいを見るともなしに見ながら聴診したのだが、少し手が震えていたかもしれない。いや、確かに動揺していた。病院に帰ってそのことを山村先生に話すと、「何で今年は建設会社じゃないいんだ」と言って、健診業務を私に紹介したことをくやんでいた。

キス

私は見てしまったのである。３階の私の病棟に行くのに２階にある二つの４人部屋の前をいつも通過し階段で３階に上がる。普通の病院と違い病気が回復してベッドに腰かけていたり、歩き回ったりする人は当然いない。たまにちらちら覗きながら廊下を歩いていると、階段に近い４人部屋の窓際のベッドに年配の女性が寝たきりの状態で横たわっていた。話もできないし立ち上がれないのはわかっていたが疾患名まではわからない。旦那さんは頭が禿げていたので70歳は過ぎて80歳に近い方に見えた。すくなくとも私より年配の方である。奥さんだったら年齢もそれなりなので、病気としては脳出血か脳梗塞等の頭の疾患ではなかろうかと思う。

旦那さんが面会に来るときは昼前の午前中に来ることが多かった。私が昼食を食べに一階に戻る時と昼食後再び３階に行くときに見かけたので面会は２時間程になる。

私も立ち止まって「じー」っと見てたわけではないが奥さんに何か話しかけ、手を触ったり、頭を撫でたり、足をもんだりしているところは何回か遠目に見ていて何となく微笑ましかった。誰からも咎められることもなく、じっとしている奥さんを独占している感じにも見えた。

結婚生活は50年以上になり子供さんも二人ほど儲け、成長すると確執はあっただろうが、きっと今は独立され立派になられた。二人きりの生活が再び訪れた時に突然の病魔が襲った。奥さんが脳梗塞になり寝たきり状態になってしまったと勝手に物語を考えていた。

部屋の前を通り、ちらっと見るたびに思うのだが、本当に愛した人ならば、打算や見返りも期待しない旦那の献身的な介護は少し怖い気もするが何かほっとするものが伝わってくる。奇跡的に奥さんに反応の兆しが見えてくれば良いのだがと、ほとんど願望、妄想の世界に入っていた。

自分に置き換えてあのような仕草と言うか愛情表現をするであろうか？　嫁さんから怒られるかもしれないが無理だと思う。手ぐらいは周りを気にしながら握るかもしれないが。それがある日ちらっと見ると寝ている奥さんにキスをしていたのである。欧米人なら当たり前かもしれないが、この日本で？　しかも結構年配の方が？　何となく見てはいけないものを見てしまったという感じでドギマギしてしまった。二人だけの世界を覗き見てしまったのである。

そのことを行かず後家3人衆で一番男っぽい真美看護師に話すと「先生、みんな知っているわよ」「私は駄目ね、耐えられない」と話していた。そんなことを言ったって意識がなければ何をされても抵抗できないじゃないか。「愛情の深さを感じないか」と言おうとしたところ、遮るように豪快なくしゃみをひとつした。

ちょうどそこに2階担当の岡野先生が現れた。岡野先生が来るときは決まっていた。中心静脈栄養カテーテル（Central Venous Catheter：CVC）の挿入依頼か、心電図の判読依頼のどちらかだ。朝、みんな揃っているわけだから医局で言えばよいのだが、わざわざ病棟にきて直接私に頼むのだ。「すごいくしゃみだな～」と真美看護師に一瞬目をやり、まあマスクをしているから許してやるという目つきだった。「先生、CVCを挿入してほしい患者が一人いるのだけど」「お願いします」とやはりCVC挿入依頼であった。

土曜日に来る元心臓血管外科医の先生を待てないらしい。と言うより何だかちょっと苦手にしているのかもしれない。一度二人のやり取りを医局で聞いたことがあるのだが、元心臓外科の先生が抗凝固剤を服用しているのか、穿刺でダメならカットダウン（皮膚切開して血管を露出する）しても良いのか、承諾書は取れているのか等、矢継ぎ早に色々聞かれて彼がしどろもどろになっていた。

岡野先生

彼は実はパーキンソン病を患っていた。カルテに書かれている彼のアラビア文字のような平仮名はまるで暗号で、はじめはなかなか判読できなかった。慣れるとパターンが分かってきて読めるのだが、書かれている文章の意味が分からない時があった。文章として成立していない。彼は脳梗塞の既往もあり、パーキンソン病はだいぶ進行している感じで、ひょっとしたら認知症もあるのではと私は疑っていた。同じことを何回も確認したり、突然何の連絡もなく欠勤するときもあった。また患者の家族からも説明がよくわからないとか、主治医を変わってほしい等の要望が事務方にあったらしい。院長は面白く思ってなかったようだ。ただ人手が足りないため辞められると困るので、それで目をつぶっていたと思う。私が来て数カ月経ったところで私がまともに？働ける医師だと判って、いずれ「岡野先生は辞めて頂きたい」と看護部長に漏らしていたらしい。

看護師の間では「岡野先生は近いうちに、うちの病院の入院患者になるわね」

「気管切開されてしまうわよ」

「抑制も必要になったりして？」とささやかれていた。半年前あたりから院長室に岡野先生が何回も呼ばれていたのを見ていたのでどうも院長の思いは本当らしいが、簡単には辞めさせられないと思う。看護部長と真美看護師は仲が良いので院長が何を問題視しているか、この病院を今後どうしていくか等、建設的な問題から、下ネタの話まで伝わってくるのである。

岡野先生は私としては馬が合うと言うか、趣味が似ている先生で、鉄道模型の話で盛り上がったことがあった。彼は都内の中学、高校一貫校の進学校にかよわれ中学は鉄道模型に興味があり技術工作部に入り、高校からは天文部に所属し勉強の傍ら天体観測をしていたそうである。T製作所の赤道儀付き10㎝反射望遠鏡を親から買ってもらって夢中で星空を見ていたと話していた。月面のスケッチもよく書いていて満月よりも半月の方が影がしっかり出ていて書きやすいのですと説明を受けた。

入職してから数カ月経ったぐらいの時と思う。帰りの送迎バスで明るい星が見えていてちょっとバスの中でざわついた時があった。「あの星明るすぎない？」と前の窓際に座っている看護師が通路がわに座っている介護士に大きな声で話しかけると、

「飛行機の明かりじゃないの？」

「UFO？」と何の星かという話題が出た時に、

「金星じゃないか？」

「宵の明星と言うでしょ」と私が答えた。すると後部座席から私の耳元で「この時期には土星の輪もしっかり見えますよ」とぼそぼそっと囁いたので、振り返って「先生は天体に興味があるのですか？」と尋ねた。そこから二人で駅に着くまで、

「金星の明かりだけで影ができることがある」とか、

「冥王星の公転軌道がおかしい」とか天体の話で盛り上がったことがあった。

また小学生の頃は模型にも興味があって戦車や戦闘機をよく作ったとも話していた。

戦闘機に関してはその性能と形状は熟知していてマッハいくつで飛行できるとか装備がどうのこうのとまるで子供のように熱く語っていた。医局の彼の机の上には医学書よりも戦闘機や軍艦が掲載されている雑誌が置かれていた。しかし彼は決してそれらの兵器を使って戦争をしたら面白いと言っているのではなく、戦闘機や戦車の無駄のない形はその性能を極めた結果、完成された『究極の美』なのです、と力説していた。潜水艦にしても戦闘能力、機能性等を高めた結果、美しい流線形になり、それがなんとも言えない心を魅きよせる何かがあるのですと真顔で語っていた。

『究極の美』か？　……彼の前で不謹慎かもしれないが若いころアグネス・何とかと言うボインちゃんでスタイルの良いかわいい子がいた。当時友人から彼女のことを『究極の美』だよ、「等身大のポスターを買ってしまった」と告白されたのを思い出してしまった。

突然死

岡野先生がまた水曜日無断欠勤した。だいたい午後には電話が掛かってきて、「すみません」と事務長に伝え、「体調が悪い」とか「持病が悪化した」とかいろいろ言い訳はするらしい。しかし今回は午後になっても連絡がこない。事務長に夕方会った時に、

「連絡あった？」と聞くと、

「いや、まだないです」

「木曜日はどんな顔して、どんな言い訳をするのかな？」と少し苛ついているようであった。「もし明日も来なかったら、また私が岡野先生の病棟も見るの？」と言うと、

「そうなったらよろしくお願いします」

「だけど二日連続は今までに有りませんから」と事務長が絶対来させるという感じだった。

しかし木曜日も病院に現れなかったので事務長だけではなく看護部長も心配になり、

彼の携帯に何回か連絡したが繋がらなかった。そこでいつも火曜日に泊まるホテルに電話をしたらしい。しかし連絡が取れないので、とうとう奥さんに連絡をとり事務長と二人で宿泊しているホテルに行って部屋の鍵をあけてもらうことになった。部屋に入ると椅子から転げ落ちるようにしてうつぶせの状態で亡くなっていたそうだ。テーブルの上には缶酎ハイの空き缶や日本酒の空き瓶と同時に抗痙攣薬も散らばっていて、当然警察が介入したが事件性はないということで司法解剖にはならなかったようだった。

火曜日は彼の受け持ち患者に対して胃瘻を作るか、中心静脈栄養にするか？　私は相談を受けていた。普通に冗談を言ったりして元気だったのであまりに突然の死だった。

亡くなってからいろいろわかってきたのだが、奥さんとの関係はあまりよくなかったようで火曜日だけではなく月、木、金と週4日もホテルに宿泊していた。症候性てんかんもあり抗痙攣薬を服用し、肺炎を起こして過去2回も入院したことがあったそうだ。そういえば病棟を歩いていると妙にタンがらみの咳をしていたなと思ったことがあった。パーキンソン病が進行して嚥下機能に障害が出てきて誤嚥があったのかもしれない。

事務長はほぼ岡野先生の事情は把握していたので、ホテルに向かう時にひょっとしたらという予感はあったみたいだ。当然院長も岡野先生とは長い付き合いだったので彼の病状から家庭内の事情まで理解していたと思う。院長室で二人きりで何を話していたか気になりだしてしまった。

子供さんは早くに事故で亡くし、その後夫婦二人で生活してきたが、「趣味に生きてきた人だ」と告別式で奥さんが淡々と話されていた。自分から話をするとき以外は、奥さんはずーっと下を向いて一点を見つめていて、とても声をかけるような雰囲気ではなかった。

そういえば私が何かのきっかけで二人の子供の話を岡野先生にした時があった。

「小学校までは区立でしたが、中学、高校は私立でした」

無事、「息子は文系の大学を卒業し、フランスでコックの修行をしています。娘は薬学部の国家試験を合格しましたが、結構、教育費がかかりましたよ」

「まあ、親としての責任は一応果たしたと思います」と話した時に微妙な表情をしていた彼の顔が浮かんだ。

岡野先生の死はこたえた。振り返ってみるとこれまでにも私の周りで二人突然死を経験している。一人は大学病院に入局する時にお世話になった先生なのだが、私は外様なので入局した時は誰も知人がいないし、相談する相手もいなかった。しかしたまたま出身大学が一緒の先輩が学年はかなり上だが入局していた。

彼は私と違い非常に優秀な先生だった。私が集中治療室で術後の管理をベッドサイドでしていると、後ろから肩を「ポン」と叩いて、

「元気で頑張っているか？」

「少し痩せたか？」と気にかけてくれていた。背はそれなりに高いが体の線が細く、どちらかと言うと無力型の体型に見え、失礼だが結核でも患ったかのような先生だった。心臓血管外科と呼吸器外科の合同カンファランスがあり、弁膜症の手術後の胸部レントゲンを5〜6人で見ていた時、たまたま横にいて、

「わたしはCTR（心胸郭比：正常は50％以下）が60％近くあるのだ」と「ぼそっと」

話されたのを聞いたことがある。心臓の影が大きいということは単純に心臓の機能が悪いと疑ってよい。心臓超音波検査で心機能を評価したかどうかは話されなかったが妙に気になっていた。

彼が亡くなる前日、普通に夕食を召し上がり、入浴され、いつもの時間に二階の寝室に行き就寝されたらしい。変な兆候は何もなかったらしいが、朝起きてこないので奥様が起こしに行ったらすでに冷たくなっていたのである。　抗不整脈薬を服用されていたらしいので、おそらく致死性の不整脈が原因と思われるが亡くなられた時の年齢が40歳半ばと思う。告別式にはかなりの人が参列していた。非常に優秀でたくさんの論文を書き、外科医として腕も立った。これからの活躍を期待される先輩だったので残念に思う人が多かったと思う。こんな時しか一堂に先輩方が集まるときはないのだが、一人の先輩が、

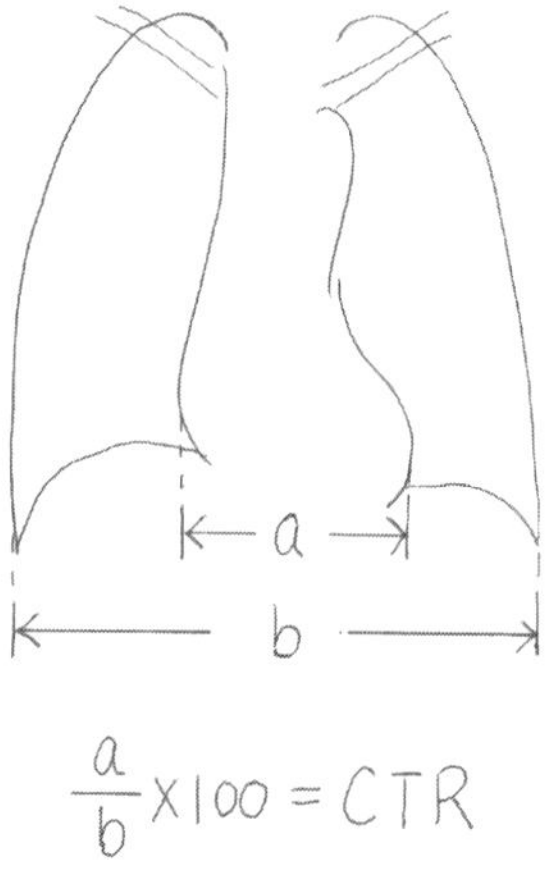

「ぽっくり逝ったので苦しまなかったのではないか？」と言うと、講師の先輩が「ガンの末期で苦しんで死んでいく患者ばかり診ていると、俺も苦しまずに死にたいな」と話されていた。

後輩にも突然死に近い状態で無くなってしまった先生がいた。私と同じくらいの身長がある彼は高血圧があった。確か親父さんは脳出血で亡くなっているので、30歳台で血圧が高いのは何か遺伝的な要素があるのかもしれなかった。

手術中、佳境に入ったときは術野に集中してみんな寡黙だが、一段落すると執刀医も冗談を言ったりしだす。私は術者の前に立って手術のお手伝いをしていたのだが、その横で助手をしていた彼が「あっ、今、血圧上がっているかも？」と冗談半分に言うと彼の親父が亡くなっていることを知っている執刀医が「おまえ、血圧の薬飲んでいるのか？」とか、

「ラーメンの汁迄飲んじゃうからダメなんだよ」と手術中なのに説教まがいのことをいろいろ言われていた。

「左上葉切除、ちゃんと見たか？」「お前これで何例目だ？」

「もう胸閉めるだけだから一旦降りて休憩してこい」と「結構気を遣っているんだ」と私は思っていた。私たちの学年は入局者が多かったが、彼の学年は入局者が少ないので大切にされているのかな？　と少し僻みも入っていたかもしれない。実は私と同期の先生からの情報だと執刀医と彼の親父さんが大学時代同じクラブの先輩と後輩の関係だったそうだ。医者の世界は狭いのでそういう繋がりから出世と言うか良いポストにつける場合がある。

私も大学を離れていた時期だったが、彼が出張病院先で突然、胸部の血管が破裂しかかり急性大動脈解離の診断で緊急手術になった、と言う連絡が入った。残念ながら術後に亡くなってしまった。そのほかにも自殺が一人、がんが二人、針刺し事故での劇症肝炎、急性心筋梗塞等、かなりの確率で親しかった先生方が亡くなっている。

劇症肝炎

一番忘れられないのが劇症肝炎で亡くなった3級上の先輩である。彼も外様で九州の大学を卒業し東京に出てきたのだが、2年間は別な大学の胸部外科に入局していたらしい。だから実質5級上となる。5級上となると医学部を卒業して入局したばかりの右も左もわからない新米外科医にとって神様のような存在である。外科医としての技術、例えば持針器の持ち方、片手むすび、男結び等の糸結びのやり方は確立されていて、目にも止まらぬ速さで結んでしまう。最初、指がどう動いているのかわからず、まるで手品のようにして糸が結ばれてしまう光景を目にして、自分も早く先輩のようになりたいと思った。

手術中の判断力、術後の薬の投与方法も見ていて迷いがないのである。1年目は先輩方に何を聞いても良いので「何故、このタイミングでこの薬を投与するのか」理由を聞くと、ちゃんと病態生理にあった答えが返ってくる。ちょっと大げさな言い方かもしれないが医学部で学んで得た知識が、単なる知識ではなく知性になっている感じなのだ。

手術が無事終了し集中治療室に患者が帰ってくる。そこで術後管理をするわけだが、麻酔が切れ患者の意識が戻り、人工呼吸器からも離脱する。血行動態が落ち着いたの

を確認すると、当時はポケットベルが出始める前の時代で今から思うとかなり大胆だったと思うが、

「ストレス発散だ」

「バッティングセンターに行こうぜ」と二人で病院を抜け出して行ったことがあった。一回や二回ではない、結構二人でつるんで行っていた。体を動かした後はお決まりの焼肉屋に行ったものだ。いつもおごってくれる先輩だった。ただしその後の術後管理は私一人に任された。

「何か対応できない時は呼んでくれ、俺は当直室にいるから」とぐっすり朝までお休みになられていた。メリハリのしっかりした体育会系の先生だった。

そんな彼がある肺癌の手術で助手として入っていた時、患者に刺した針を自分の手に誤って刺してしまった。B型肝炎ウイルスのキャリアー（症状はないがB型ウイルスの媒介体）の患者だった。はじめはかったるい症状で風邪かなと思ったらしいが、あまりのだるさに採血すると肝機能の異常が見つかりすぐに消化器科に入院となった。

私は初めての出張が決まっていたので引っ越しの準備でバタバタしていて、彼が入

院する前に「先輩、行ってきます。一年後には戻ってきますのでその時はよろしく」と直立不動の姿勢を取りちょっとふざけた感じで敬礼をして大学を後にした。その時すでに症状が出ていたのかもしれない。自分のことで浮かれていたので先輩の病状に気づかなかった。

出張先に着任して数日後だったと思う。彼が亡くなったのを聞いた。急性肝炎の診断で消化器科に入院後は新聞を読んだり、それほど重篤感はなかったという同級生からの情報もあったので、はじめは信じられなかった。実は劇症肝炎だったのだ。黄疸が出てきて、あっという間に呼吸状態も悪くなり最後は人工呼吸器の管理になった。気管内挿管の適応時期の判断と、実際に施行したのはその後突然死した私と母校が一緒だった先輩であった。ベッドサイドにいたお父さんに向かって彼が「父さん、もう駄目だ。先に行く」と言ったのが最期の言葉だったと聞いている。

意思表示書

自分も意思表示を書いた方が良いと思うようになり、患者さんや家族に渡す意思表示書に「心肺蘇生を希望せず」に〇をし、日付を書いて署名捺印した。病院を退職する数カ月前に意思表示書を書いたことを真美看護師に話すと、

「ダメよ、先生、意識がなくなって病院に運ばれたら絶対心肺蘇生されちゃうから」

「だっていつも意思表示書を持ち歩いているわけではないでしょ」

ごもっともである。そうしたら明美看護師が、

「胸に刺青を彫ったらいいのよ」

「心肺蘇生を希望せずとか、電気ショックは希望せずとか刺青で書いておくのよ」

心臓マッサージをしようと胸をはだけたら前胸部の刺青の文字をみて止めると思うというのだ。なるほどそれはいい手かもしれない。どこか外国の医師が過去にＤＮＲと胸に刺青をしていたというのを読んだことがある。

心臓マッサージは人を救うための手段だがそれを行ったことで、全員が元の状態に

戻り元気になるわけではない。場合によっては胸骨も折れてしまうし、心臓は戻ったが、頭は回復せず植物状態になり生きてしまった人を見ている現実がある。その人の運命と言えばそれまでだが、この頃、死に方を選べるわけではないが、どういう死に方が良いか考えるようになってしまった。

それはぽっくり行くのが本人にとっては一番幸せかもしれない。しかし残された家族は保険金が入るとか、資産が残るとかがないと困るはずである。やはり60歳を過ぎ、体の衰えを少しでも感じたら、元気なうちに自分の意思を家族に伝え、意思表示書を残しておくのは一つの方法だと思う。

医者は臨終の傍にいて、死を宣告する方だが、普通の人はそれほど死に遭遇するときはない。自分の家族や親族の死ぐらいであろう。年を取ると友人の死もボチボチ経験するようになるが、戦争や事故に遭遇しない限りそれほど身近に死を感じることはないと思う。

私が東京都下にある200床以上の大きな医療療養病院の当直をしていた時、一晩に3人亡くなった方がいた。そんなことはめったにないのだが、たまたま亡くなった時間が重なったため霊安室に順番ができてしまった時があった。一歩間違えば一晩に4人目となる病院記録を作るところであった。

危なかった4人目は2カ月前に入院した88歳のおばあちゃんであった。入院時主治医から急変した時は自然のままで経過を見ると説明を受けて同意され、延命行為は希望せずと意思表示書に署名があった。5日前から発熱と咳が酷くなり、食事は止めて点滴になっていた。抗生剤も投与されていたが解熱せず、SpO_2も80％を切っていたので酸素が5ℓで投与されていた。非常によろしくない状態である。

当直すると交代時（夕方の5時）に申し送りがある。今日は重症患者が何人いて、要注意の患者が何人いる、と言う感じでそのおばあちゃんは当然重症者に入っていた。ただDNRなので「急変してもそのまま経過を見てください」と主治医から申し送られた。

夜8時の回診の時に各病棟の重症患者を確認し、病状を聞いて回るとそのおばあちゃんが下顎様呼吸になっているのでご家族を呼んだ方がいいのでは？　と病棟の看護師に指示した。

一昨日、電話では肺炎をこじらせているると伝えているようであったが、息子が今まで入院してから一度も面会に来ていないことがちょっと気になっていた。小一時間ほどで息子が来た。もっと時間がかかるかと思っていたので私は医局のソファーに横になりテレビを見ていた。

夜勤の看護師から「息子さんがいらっしゃいました」「病状を聞きたいと言っています」と電話で報告があり急いで白衣を着て病棟に行くと、白髪まじりの50歳台と思われる息子は母親のベッドサイドにいて母親の様子をじっと見ていた。二人部屋だったがその母親だけの入院だったので窓側のベッドが空いていていて個室状態となっていた。カルテを持ってきてもらい、当直医として自己紹介した後、主治医の説明通りの肺炎から呼吸不全に陥っている病状経過を部屋で報告し、状態が悪い旨伝えると時々見せる母親の苦しい表情を見て、「何か手はないのか?」と聞かれた。

本人の希望は自然な経過で様子を見る（延命行為は希望せず）と話して、入院時に署名した意思表示書を見せた。息子はしばらくじっと意思表示書を見ていた。入院時、自分も母親が署名するのを見ていたと話した。しかし苦しがっている母親の呼吸状態を見ていると何とかならないかと言うのだ。私は鎮静薬を使えば呼吸抑制が来るかもしれないが寝てしまうので一見楽に見えるかもしれない。ただし死期は早まるかもしれない。根本的な治療を考えるなら、気管内挿管をして人工呼吸器管理で呼吸不全に対する処置をする手はあります。声は出なくなるが、気管内のタンも取れると思う。タンが絡んでいるので有効な手段だし、確実に呼吸を助けることができる。更に完全に解熱していないので、抗生剤を変更してみるのも一つの手かもしれないと説明した。

息子はこの頃、「母親の認知症が進んできているように感じる」と話された。

「理解せずに何でもうなずくし、サインも訳が分からないまましていると思うので、先生、人工呼吸器の管理をしてください」と言われた。気管内挿管ならびに人工呼吸器管理がどういうものか簡単に図を描いて説明しイメージを掴んでもらうと「かまいません」と答えた。

確かに送ってきた前の病院の診療情報提供書を読むと主病名は進行性核上性麻痺であるが他に糖尿病、腰痛症、さらに認知症と書いてあった。今までに何回か肺炎を繰り返していたので前の急性期病院でも気管内挿管や人工呼吸器の話は聞いているようだった。しかし実際にここまで呼吸状態が悪くなった状態を見てしまうと、何か手を打ってほしいと思うのは当然と言える。血圧は80 mmHgぐらいなので考えている時間はない。鎮静薬や筋弛緩薬はわざと使わずに気管内挿管をして人工呼吸器に載せてしまった。

気管チューブからかなりのタンが引けてきてFiO_2（酸素濃度）を60％に上げてSpO_2が98％まで上昇した。一連の手技が終了すると、無事、口から喉を通って気管にチューブが入った母親の状態を見てもらい、モニター画面ならびに人工呼吸器の設定条件等の説明をした。本当は胸のレントゲンを撮りチューブの位置を確認するのだが、夜間なのでレントゲンは撮れない。明日までに状態が改善すればよいのだが、とにかく「レントゲンは明日です」と伝え、その後抗生剤を変更して経過を見ることにした。

この病院でしかも「私ができることはすべてしてしまいました」と伝え今日がヤマ場になると思うから病院に泊まった方が良いが、「覚悟ができていれば帰ってもよろしいですよ」と話した。「今日は私が当直だから責任をもって見ておきます」と伝えた。一段落してから主治医に連絡し一連の経過を報告すると、主治医はびっくりしていたが、「しょうがない」

「人工呼吸器の設定条件は？」

「息子さんはいくつぐらい？」「どんな人だっけ？」とか聞かれ、バイタルを報告した後、

「明日までもったら息子ともう一度しっかり話すよ」「ご苦労様です」と返事が返ってきた。

結局息子は「先生、よろしくお願いします」と言って帰ってしまった。何かベストを尽くしてそれでだめだったらしょうがないと思ったのであろう。母親の状態は朝まで落ち着いていた。と言うより朝の6時頃よりだんだん元気になってきて、私が8時の申し送り前に見に行くと、動きが活発になってきたので点滴や管を自己抜去されないように両手を抑制されていた。

4人目の死亡は免れたが気管内挿管の処置や人工呼吸器の管理になった後、夜間3

人立て続けに亡くなったのでほとんど眠れない大変な一日であった。さすがに60歳を過ぎている身には堪えた。次の日は一日中「ボー」っとして使い物にならなかった。

1週間後に再びその病院に当直に行った。あのおばあちゃんの主治医にその後の経過を聞こうと思ったらお休みだった。夜8時の回診に行き各病棟を回ると、ご存命であった。

人工呼吸器からは離脱されていたが気管切開を受けていた。目を開けていて両手を抑制されていた。気管切開をしていると声は出ないが名前を呼ぶとこちらを向いて抑制された手をバタバタと動かし始めた。抑制を解除してほしいのであろう。しかし点滴や管を自己抜去してしまう可能性があるのでそれはできない。管理上必要な処置だが、息子は両手を抑制されて身動きができなくなった母親の姿を見てどう思っているのだろうか？　亡くなるより、生きていればいいと思っているのだろうか？

ナースセンターに戻り主治医と息子のやり取りの記録を読みたかったので、カルテを開きその後の経過と主治医のコメントを確認した。ＩＣ用紙には経口摂取が誤嚥を誘発し肺炎を引き起こすので今後は胃瘻造設を行う予定と記載されていた。入院時は急変があっても気管内挿管もしない、気切もしない、胃瘻も作らないという意思表示だったが、ふたを開けてみると、いわゆるフルコースの治療を行うことになってしまっていた。入院時の意思表示書は何だったのだろう？

人が最期を迎えるときは静かに、そっと、自然な経過で亡くなるのが望ましいと思うが病院に入院しているとそうはいかない。意思表示書があっても認知症があるとその意思が本当かどうかわからない。さらに苦しむ母親の姿を見ると家族としてはそのままの状態を見守るのは耐えられない。何とか苦しまない状態にしてほしいと思うのは理解できる。それでは鎮静薬を使用して眠らせてしまうのはどうか？　今回のケースとは違うが終末期を迎えた患者に何度か家族の同意を得て行ったことはある。眠るので苦しい表情はとれ、交感神経の緊張が取れるのか血圧も少し下がる。呼吸抑制も来る。すぐに亡くなってしまうわけではないが死期が早まっても家族は納得される。当たり前だが家族、親族にとって、身内の患者が苦しむ姿を見たくないのである。

何もしないで苦しんで死んでいったとなると、後で自分を責める時がある。あの時、先生に頼んでもう少し治療をお願いできなかったのか？　何かしてあげればよかったのではないかと……。

「今日は何もないといいのだが」

「さすがに2週続けてはないよな」

と思って医局に帰ろうとした時である。廊下をバタバタと走ってきた介護士が「呼吸が止まっています」とナースセンターに駆け込んできた。後ろで記録していた夜勤の看護師が「誰？」と言うと「302号の水谷さんです」と伝えた。すると「え？水谷さんならさっきまで喋っていたわよ」「ほんと？」と言いながら二人で部屋まで行くとすでに四人部屋の明かりはついていた。

看護師が体をゆすりながら「水谷さん」と呼んでも反応がなかった。頸動脈の拍動も触知できない。聴診器を胸に当てると、心音も呼吸音もはっきりしない。確かに呼吸は止まっている。直ちに心臓マッサージを開始し、

「救急カートを持ってきてくれ」

「モニターもつけよう」と介護士に伝えた。

看護師は「さっきタンが絡んでいたからタン詰まりかしら？」と必死で吸引を行う

と多量のタンが引けてきた。

そうこうしているともう一人の看護師が心電図モニターと救急カートを持って応援に来た。心電図モニターを装着すると心室細動（致死的な不整脈の一つ）だった。

心臓マッサージを続けながら今度は「ＤＣ（直流式除細動）を持ってこい」「それから体の下に敷く板も」と叫んだ。

ＤＣ（巷ではＡＥＤ）を持ってくるまで「ボスミン1Aを吸ってくれ」と頼み1／2Aだけ静注した。ＤＣを持ってくると２００Ｊで電気ショックを行った。すると1回できれいな洞調律に回復した。ＤＣ直後は脈が触れなかったが次第に脈が触れだしたため血圧を測ると140mmHg迄上昇したのを確認した。呼吸がまだ戻っていないので心臓マッサージを止め、今度はアンビュウバッグで補助呼吸を行いさらにメイロン(炭酸水素ナトリウム）を２A静注した。末梢の点滴が初めから確保されていたので矢継ぎ早に薬を注入できたのでよかったが、ふとこの人はどこまでの治療を希望されているのか確認していなかったことに気づいた。

補助呼吸を行いながら「この人どこまでするの？」

「人工呼吸器の管理とかしても良いの？」

「カルテ持ってきて」と頼んだ。

何と「延命行為は希望せず」と書かれてあった。今、必死でしてきたことは希望されていなかったのである。看護師が「すみません。そういえば水谷さんはひと月前に肺炎をこじらせたときに親族から言われていました」と今になって思い出したのである。

「家族はいないの？」と看護師に聞くと、

「家族はいません」「兄弟も亡くなっています」と答えた。

「キーパーソンはだれ？」と聞くと、

「お兄さんの息子の子供です」と答えた。冷静に聞いているつもりだったが、「お兄さんの息子の子供」が日本語で言うとどういう単語になり、どういう関係かイメージが湧かず他人か親族かも判断できなかった。救命処置で頭がいっぱいで、とにかくこのエピソードを親族に連絡する必要があるなと思い、

「一階の事務に言って親族に連絡をとって」と伝えた。

しばらくすると事務からこの親族は「息を引き取ったら連絡してください」と言う親族です、と電話がかかってきた。「え？　どういうこと？」と私がきょとんとしていると看護師が「先生、すみません。前回肺炎をこじらせて回復した後、キーパーソンからは『今度連絡するときは心臓が止まってから連絡してください』と言われていました」と答えた。

「お兄さんの息子の子供か、遠い親族と言うことか」「わかった」補助呼吸を止めると弱いが自発呼吸が出てきていた。そこでエアウェイだけは残しておき補助呼吸を中止した。意識はまだ戻っていない。86歳の脳梗塞、肺結核の既往がある痩せた女性である、たぶん戻らないのではと思った。ナースセンターにもどりカルテに今までの経過ならびに処置をできるだけ正確に書いて、夜勤の看護師に「自発呼吸が弱いから、時間の問題と思うよ」

「心電図モニターでHR（心拍数）が40以下になったら医局に電話してくれ」

「SpO_2が低下しても、酸素はこのままで良いから」と頼んだ。

「延命行為はしないという本人、親族の希望だから、完全に心臓が止まってから親族に連絡する」と伝えた。

これからまた急変があるかもしれないから休んどくか？「やれやれ2週連続かよ」と医局にある長いソファーに横になると電気を付けたまま、いつの間にか寝てしまった。3時過ぎに起きて、「あれ？　連絡ないな？」と思いながらも睡魔に勝てず、当直用のベッドに行き再び寝てしまった。起きたのは6時を過ぎていた。どうしたのかさすがに気になったので白衣を羽織って病棟に行ってみた。心電図モニターを見るときれいな洞調律である。ＨＲ（心拍数）も落ち着いている。昨夜の看護師がモニターを見ている私のところに来て、

「おはようございます。先生早いですね」

「水谷さんのバイタルは落ち着いています。先ほど意識も確認しました」と報告があった。「え？　意識戻ったの？」

「はい。『水谷さん』と言うと、うなずきました」

「そうか結果的には気づいたのが早く、呼吸が止まってからすぐの処置だったんだね」

「よかったのかな〜」

「もうすぐ常勤の先生方が来るから、申し送りの時に昨日のエピソードを伝えとくよ」「部屋どこだっけ」と言って診察に行き、閉眼しているおばあちゃんの耳元で、「水谷さん」と名前を呼ぶと開眼した。

「わかる？」と言うと、「コクン」とうなずいた。

エアウェイはすでになかった。部屋を出てナースセンターに戻る途中、

「主治医にもしっかり話しておくけど、延命行為はしないという患者に延命行為と言うか救命行為をしてしまったからな。問題になるかもしれないな」

夜勤の看護師もすみませんと言う感じで「ペコン」と頭を下げた。今後の対応は主治医に任せることにした。

私たちの時代の医学教育は救命が主体だったように思える。人の命を救うということを徹底的に教え込まれたような気がする。科によっても違うので一概に言えないが少なくとも私が歩んできた道は、「医者が諦めたら患者は死ぬ」という感覚で治療してきた。

この医療療養病院では延命治療を希望されない患者が多いので私も早く順応しなければいけない。この何年かで治療をしない、希望しないという同意書があるときは治療行為をしないと、次第に順応してきていると思っていたのだが、ただ何十年もの間に培ってきた救命行為はいざと言う時に手や体が動いてしまう。

今回の処置が原因ではないが、私は常勤医として働くことを止めようと考えるようになった。延命行為を希望しない患者の主治医になると、どうしても何もしないで経過を見るのは気持ちの上で引っ掛かりが残ってしまうような感じがする。

家族も納得していれば良いのだがいざと言う時に心変わりがある。しっかり見ていた患者が亡くなると、しかも入院期間が2年、3年と長くなると情が移ってしまい、いずれ亡くなるとわかっていても、しかもいくら他人とはいえ気持ちが沈んでしまう。病態を考えるとしょうがないと思う一方、何とかできなかったのだろうかと思う時もある。

家族の反応もピンからキリまであり、悲しみに打ちひしがれる方もいれば、「大往生だよ」と晴れやかな笑顔で死を迎える家族もいる。平均寿命は延びてきて終末期と言ったって年齢で区切ることはできない。元気な人は100歳でも元気だ。歯も丈夫で介助無しで自分の力で食事を取れる人もいれば、杖無しで歩ける人もいる。

自然経過からすると、やはり食事が自分で取れなくなった、受け付けなくなった、歩けなくなった時はボチボチ終末期と言えるかもしれない。その間に認知症や骨折、頭や心臓疾患等がなければよいが、その年代になると多くの人はいろいろ病気を合併し複数の診断名があり、複雑な病態になっている。


新橋駅の改札口を出たのは6時半を過ぎていた。まだ町は明るく、ふと見上げた空に白い月が見えた。半月だ。もう少し暗くなったらクレーターをスケッチしやすいだろうと思った。いや、もうスケッチの時代ではなく写真に記録する時代だ。

今日はいつもの脇道ではなく、銀座に向かう少し華やかな大通りを歩くことにした。歩道が広いと歩きやすい。同じ東京駅に向かっているのだが、いつもの景色と違う。ちょっと新鮮な感じがする。5分や10分ぐらい帰宅が遅れても良いから、気の向くままに別な道を歩いても面白いかもしれない。

私が生まれてから地球は太陽の周りを65周以上している。太陽系が位置している銀河の腕が少し動いたかもしれない。私が死ぬまでに太陽が消滅し、地球が滅びることはないだろう。恐竜が絶滅したのは隕石の衝突と考えられているが、巨大な隕石が地球に激突し地球の生物が死滅することがあるかもしれないが、確率としては交通事故に遭うよりはるかに低い。ほとんどあり得ないと思う。

三陸沖の大地震が起きて何万人もの死者を出してしまった。その道の専門家からすれば地震はいずれ起こることはわかっていたが、地震が起こる正確な時間までは想定できていなかった。規模も、被害もここまで甚大になるとは思っていなかっただろう。しかし一日が変化し、四季が無くなるわけではない。これからも日本に住んでいれば、新芽が開きだす春、緑の葉に覆われる夏、紅葉に変化する秋、葉が散り、雪が舞う冬と季節が廻り、動物たちはつがいになり、新しい命が生まれ、年を取って寿命がくれば亡くなっていく。

私にもいずれ死が訪れる。平均寿命が80歳を超える日本で、80歳、90歳の元気な老人からすると「まだ死を意識するのは早いよ」と言われてしまいそうだが、仕事が仕事だけに死への覚悟は持ち始めた。人生百年と言われるようになったが、私としてはもう十分に生きてきたと思う。意識が清明であっても、そんなに長生きはしたくない。

「認知症にはまだなっていない」……と思う。

生命保険には入っている。遺族年金も支払われるであろう。無理やり生かされないよう今から手を打たないといけないと思い、少し遅い夕食時に嫁さんと娘が揃ったところで意思表示書のことを伝えると、二人とも箸をもったまま「何言ってるの?」と軽くあしらわれてしまった。

円谷　実（つぶらや　みのる）
現在、内科医として医療療養病院、介護老人保健施設等に勤務している元外科医

意思表示書

2020年2月27日　初版第1刷発行

著　　者　円谷　実
発 行 者　中田典昭
発 行 所　東京図書出版
発行発売　株式会社 リフレ出版
〒113-0021　東京都文京区本駒込 3-10-4
電話 (03)3823-9171　FAX 0120-41-8080
印　　刷　株式会社 ブレイン

ISBN978-4-86641-308-2 C0093
Printed in Japan 2020

ご意見、ご感想をお寄せ下さい。
［宛先］〒113-0021　東京都文京区本駒込 3-10-4
東京図書出版